はじめて学ぶ

健康・栄養系教科書シリーズ 5

基礎栄養学

食生活と健康について考えるための基礎

第3版

杉山英子・小長谷紀子・里井恵子 著

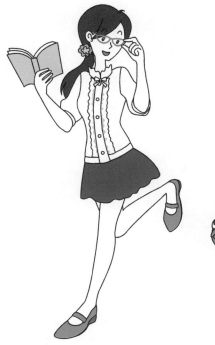
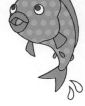

化学同人

は じ め に

　2009 年に本書の初版を世に送り出してから，まだほんの 10 年ほどしか経っていませんが，第 3 版を世に出そうとしている今，世の中の状況がすっかり変わってしまっていることに気づきます．2020 年の初頭に始まった「コロナ禍」は，1 年近く継続しています．大学での学びの姿もすっかり変えられてしまいました．あらためて，大学での学びはどうあるべきかと考えさせられた 1 年になりました．

　今回の疫病は，適切に栄養を摂ることの重要性もあらためて考えさせてくれました．また，これまで以上に，「○○を摂っていれば感染しない」という類の怪情報も流れました．私たちの身体は，食べたものだけでできています．食べたものは，消化・吸収を経て一つひとつの細胞に取り込まれ，からだを構成する物質に再構成されます．私たちのからだのさまざまな機能は，そのように再構成されたもの，具体的にはタンパク質や脂質やビタミンなどが酵素，ホルモンなどの機能する分子につくり変えられて，恒常性を維持するために働いています．したがって，「コロナ禍」で注目を集めている，侵入してきた病原体を攻撃して私たちを守ってくれる免疫の機能も，食べたものから体内でつくり変えられた物質によって適切に制御されているのです．その詳細を『基礎栄養学』で学んでいきましょう．基礎栄養学は，生命科学分野の一分野を構成していますから，難しい専門用語も登場しますが，用語がわかるようになると医学にかかわるニュースの内容を理解できるようになるでしょう．そして，溢れている情報の洪水に流されることなく，正確な情報を選び取ることができるようになれると期待できます．

　このように，栄養学は，今なお，発展性，可能性に溢れた学問です．栄養学の学びは，あなたの身近な親しい人の健康を支えるための力になります．本書を使って学ぶ栄養士，管理栄養士を目指す若い読者のみなさんには，ぜひ，学校を卒業し，資格を取得した後も，それぞれの置かれた生活の場で実践できる知識や技術を身につけることを最終的な目標としていただきたいと思います．表層的な知識の切り売りをする人ではなく，「栄養」という生命現象の根幹を理解し，向き合う対象に応じた教育や支援ができる人になってほしいと願います．本書がそのような力を身につける学びに大いに活用されますことを願ってやみません．

2021 年 1 月

著者を代表して

杉山　英子

● 栄養学の「学びの友」としての本書 ●

栄養学を学び，栄養士や管理栄養士として一人でも多くの人の願いに応えられるようになるために，本書は学びの志を重視し，覚えること（暗記）よりもわかること（理解）の助けになるような教科書づくりを心がけました．もちろん，知らなければそもそも学びが始まらないというレベルの知識を覚えることは必要です．そのことを否定しません．しかしながら，勉強することとはまず覚えることであるように思い込み，初めて出会う専門用語の数々の前に途方に暮れて立ちすくんでしまうようでは，学ぶことをおもしろく思えるはずがありません．そこで，理解を促すための工夫の一つとして，各章で扱う内容とその特長，章と章のつながりについて，ここで簡単に触れておきたいと思います．

まず第1章では，「栄養とは何か」といった栄養という生命現象の本質，健康観の変遷，疾病構造の変化など，栄養学を学ぶにあたって踏まえておきたい基礎的事項を文化，自然，社会科学的な観点から解説するようにしました．この第1章を学ぶことによって，人々の健康の維持増進にとっての栄養学，とくに基礎栄養学で扱う内容の位置づけを理解できるようになることをねらいとしました．そして今なお私たちが抱える健康上の問題の全体像を把握できるように努めました．続く第2章では，栄養学のあゆみを古代から現代まで物語でふり返ります．古代の生命観には，洋の東西を問わず基本的なところで共通なところがあることや，「不治の病」として恐れられた疾患の原因究明に情熱を傾けた科学者たちの姿に感動を感じられるように解説しました．ここを一通り読めば，第3章で学ぶ5つの栄養素のはたらきを別の視点から理解できるのではないかと思います．

5つの栄養素とそのはたらきは基礎栄養学の中の中心です．第3章では，これを「はたらき（機能）」という観点から分類して解説します．とりわけ，三大栄養素と呼ばれる糖質，脂質，たんぱく質がどんな性質を持つ物質であるか，「なるほど」と納得できるように，身近な生活の中で日々目にしているような現象に結びつけて解説しました．私たちが料理に使う油には，バターのように固体のものとサラダ油のように液体のものがあるのはなぜだろう？　ふと立ち止まって考えてみると不思議だと思いませんか．「なぜだろう，不思議だな」と思う気持ちをぜひ大切にして下さい．なぜなら，それが学びの原点だからです．私たちがもっと学びたいと思い，学ぶ行動に移る際のもっとも根源的で安定した原動力になるからです．

5つの栄養素のうち，微量栄養素と呼ばれるビタミンや無機質（ミネラル）は，登場する物質の種類も多く，そのはたらきも多彩です．「いかにも栄養の勉強をしている！」と実感できる一方で，「全部覚えなければならないの？」と敬遠したくなる気持ちも抱いてしまいがちなやや扱いにくい分野かもしれません．「覚えきれない！」頭がパンクしそうで苦手意識が芽生えてきてしまったら頭を休めて発想を変えてみましょう．「（栄養素を）十分に摂りましょう」，「（栄養素を）摂らなければいけません」いろいろなところで，いろいろな人から聞いているかもしれませんが，「もし，ビタミンや無機質（ミネラル）を摂らなかったら，ヒトのからだはどうなってしまうのだろう？」と想像を巡らせてみましょう．そして，第2章を開いてみましょう．ここには，ビタミンや無機質がまだ栄養素とし

て発見されていなかった頃にこれらの欠乏症でたくさんの人々が命を落とした歴史が紹介されています．これらの微量栄養素を食事から摂れることが，どれだけ意味のあることなのかわかるようになるでしょう．ではもう一度第3章に戻って，無理に「覚えよう」と思わずに，はたらきと結びつけながら物質を追ってみましょう．ビタミンの中には，発がんを抑える，遺伝子のはたらきを調節するなどの栄養素という概念を越えるはたらきを見せてくれるものもあり，最先端の医療現場でも活躍しています．現代の高度先進医療と栄養のかかわりは，読者のみなさんの知的好奇心を満足させてくれるのではないかと期待します．

さて，栄養素以外で私たちの健康維持・増進に貢献してくれるものとして，水と食物繊維があげられます．その性質とはたらきを第4章で扱います．ふだんあまり意識することなく使っている「水」の性質を，どの程度ご存じでしょうか．ここでは，案外知られていない「水」の素顔を知ることができると思います．食物繊維がなぜ重視されるようになったか，その理由も理解してもらえると期待します．また，第3章の糖質の項と併せて学んでもらえば，食物繊維と糖質の違いは何かなど，食物繊維という物質の性質と役割への理解が深まります．第5章では，消化管という臓器で日々行われている消化と吸収という過程を経て，私たちの食べる食物中の成分が私たちのからだの中で活きるまでの道のりを解説します．ここではおもに栄養素の消化と吸収を概論的に解説しますが，第4章で扱う食物繊維のはたらきも糖質や脂質の消化・吸収と密接にかかわっているので併せてお読みいただきたいと思います．

最後の第6章ではエネルギー代謝を扱いますが，エネルギーということばは第1章，第3章にも登場します．第1章では，ヒトなどの生物を取り巻く環境の中のエネルギーの流れというマクロな視点でエネルギーを捉えます．第3章ではおもに食物の中に蓄えられたエネルギーをどう取り出すのか，どの食物にどのくらい蓄えられているのかという観点から捉えます．これに対し，第6章では，食物から取り出したエネルギーをさまざまな身体活動を通じてどのように消費していくのかという視点で捉えています．ヒトの身体活動によって消費されるエネルギーの量を測定するにはどのような方法を用いるのか，いくつかの方法も併せて紹介します．食事摂取基準につながる重要な分野であるため，どういう身体状態にあるときにエネルギーがたくさん使われるのか，そのポイントを理解してほしいと願います．

栄養学を学ぶことにますます関心が高まった読者のみなさんには，発展的な内容をコラムで紹介します．1990年代以降に発見され，今なお学界でも注目を浴びている分子を紹介するものから，ある一つの学説が生まれてから認められるようになるまでの苦労話を綴った歴史ものまで多彩なコラムがあなたを待っています．

私たち人間は食べなければ生きていけません．できればおいしいものを食べたいという欲求を持っています．しかしながら，おいしいものを食べるということと，からだにとって良いものを食べるということとは必ずしもイコールではありません．その溝を埋めることが栄養学の役割であると言えます．栄養学の基礎を学んで幅広い視野と知識を身につけ，豊かな人間性を育んでいってほしいと願います．

目　　次

6章　エネルギー代謝　　　　　　　　　　　　　　145

本文イラスト　鈴木素美

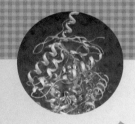

1章

栄養とは

······ CHAPTER GUIDANCE & KEYWORD ······

1章で
学ぶこと

　第1章では，「栄養とは何か」という栄養の本質を，「栄養」ということばの語源に立ち返って文化的な観点から考えるとともに，「栄養素」と呼ばれる物質と生物としてのヒトとのかかわりを科学的観点から概観します．さらに，社会構造やライフスタイルの変化にともなって増えてきた疾患と栄養とのかかわり，疾患が個人や社会にもたらす負の側面を社会的な観点から俯瞰します．

1章の
キーワード

☐ 栄養　☐ 健康　☐ WHO憲章　☐ 栄養素　☐ 独立栄養生物
☐ 従属栄養生物　☐ 消化　☐ 吸収　☐ 生活習慣病　☐ 発がん
☐ 遺伝要因　☐ 環境要因

1　栄養の意味と栄養学のめざすところを考えよう

　「栄養」ということばは，もともと「栄」の旧字体が「榮」であるから，「榮養」である．このことばには，次の二つの意味がある．

> 1．親に美服，甘旨を進めて孝養を尽くすこと
> 2．生物が食物養分を攝取して，己の體を養ひ，生活を維持すること

　中国では，『晋書』の中に，「榮養」ということばが使われている．伝記の主人公の少年が，実家が没落してしまったという知らせを母親から聞いたあとで，先生に対して，「私はまだ小さくて，年をとった父を榮養することができず，父を苦労してはたらかせていることは申しわけない」と言ったという．

　ここで，使われている「榮養」は，どちらかと言うと上記 1 の意が強いことばと理解できる．現在，私たちが使っている「栄養」の意味には，中国では「営養」をあてている．「営」には，脈管，あるいは「宿る場所」という意味があるので，この文字をあてることは理解できる．さらに，わが国でも，明治期には「栄養」ではなく「営養」が使われている．陸軍軍医であり医学者でもあった森林太郎（森鷗外）も「営養」を使っているが，自身が著した『衛生新編』（1897 年）の中では「榮養」の文字を使用している．このように両方の文字が併用されている状態から「栄養」に統一されたのは第二次世界大戦後のことだという．

　言うまでもなく，今日私たちが自然科学としての栄養学で理解している「栄養」の意味は，後者の 2 の方である．約半世紀前になぜ「営養」ではなくより幅広い意味を持つ「栄養」という文字が採用されるに至ったか，その経緯はわからない．家族に囲まれた日々の食生活が，集団で生きる人間にとって基本であるという理解の表現なのかもしれない．

　栄養学が学問としてのかたちを持つようになってきたのは，近代に入った 19 世紀頃と言えよう．洋の東西を問わず，人は生きていれば必ず病を経験し，いずれは命尽きて死を迎える．その事実を恐れてきたのであろうか，人々は，からだとからだに入る食べ物との関係には古来より並々ならぬ関心を払ってきた．いつの時代にも，人は健康で長く生きたいと願うものであろう．栄養学は，本来，そうした人々の願いに応えるための学問であると考える．

2　健康の意味を考えよう

　さて，人々の願う「健康」をどう考えたら良いだろうか．もっとも一般的な概念としてしばしば引用されるのが，1948 年に採択された **WHO**（**世界保健機構**）**憲章**に定義されている有名な一文である（表 1.1）．日本語では，「健康とは，肉体的，精神的および社会的に完全に良好な状態であり，単に疾病または虚弱の存在しないことではない」と表現される．

　これを，近年，表 1.1 にあるような文言に改正したらどうだろうかという動きがあった．新たにつけ加えたらどうかと提示されてきたのは，下線部の "dynamic" と "spiritual" のことばである．21 世紀を目前に控えた 1998 年の WHO 執行理事会で起きたことであった．議論の末，改正案は一定数の賛同を得て，1999 年の WHO 総会へ提案することになった．しかし，総会において，「現行の健康定義は適切に機能しており審議の緊急性が他案件に比べ低い」などの理由が大勢を占め，審議入りしないまま採択も見送りとなった．その後の進展はなく今日に至っている．

表 1.1　健康の定義（WHO 憲章）	
WHO の定義（現行）	改正案（1999 年 WHO 総会提出）
"Health is a state of complete physical, mental and social well-being and not merely the absence of disease or infirmity."	"Health is a dynamic state of complete physical, mental, spiritual and social well-being and not merely the absence of disease or infirmity."
〈日本語訳〉 健康とは，肉体的，精神的および社会的に完全に良好な状態であり，単に疾病または虚弱の存在しないことではない．	

　約 50 年ぶりの改正案提出をはたらきかけたのは，アラブ諸国を中心とする WHO 東地中海地域地方事務局であった．これらの国々が位置する地域では，日常生活だけでなく，健康観にもイスラム文化の影響が大きく，"spiritual" を重く見る風土がある．これらの国々の持つ文化に加えて，現行の「健康」の定義で謳われている指標が西洋医学の成熟にともない，あまりに数値化，客観化されすぎ，数値で測れる肉体的なデータ偏重であるという反動の結果として「伝統医学への回帰」が起こったという世界的な流れも背景にあることを知っておく必要がある．1999 年当時の厚生省は，「生きている意味・生きがいなどの追求が「健康」の確保にとって重要であるとの立場から提起されたものと理解される」とコメントしている．総会で採択されなかったため公式の日本語訳は存在しないが，"dynamic" と "spiritual" の二つのことばの意味する概念を日本語で表現することは難しく，かなりの意訳が必要とされるのではないだろうか．

3 　栄養という現象とかかわる物質―栄養素と非栄養素―

　栄養は生命現象の一つである．地球上に存在する多くの生命体を，一般的には，太陽エネルギーを利用して自身で生きるために必要な物質をつくることができる**独立栄養生物**（植物，光合成細菌など）と，自身では必要な物質をつくることができないため，独立栄養生物が合成したものを利用しないと生きていくことができない**従属栄養生物**（動物など）とに分類している（図 1.1）．

　高等動物であるヒトは言うまでもなく従属栄養生物であり，ヒトの生命活動に必要な物質を食物として外界から取り入れている．この営みが栄養という現象であり，外界から摂取される物質を私たちは**栄養素**と呼んでいる．

　栄養素と呼ばれている物質は，**糖質**，**脂質**，**たんぱく質**，**ビタミン**，**無機質**（ミネラル）の 5 種類である．食品科学が進歩して，この分類の中に

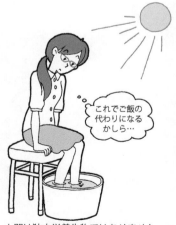

これでご飯の代わりになるかしら…

人間は独立栄養生物ではありません

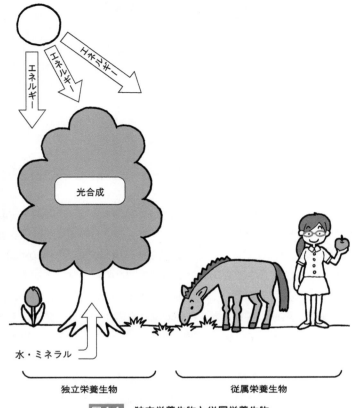

エネルギー

エネルギー

エネルギー

光合成

水・ミネラル

独立栄養生物

従属栄養生物

図 1.1　独立栄養生物と従属栄養生物

は入れられない物質の中にも多数，栄養素に準じるはたらきを持つものが知られるようになっている．代表的なものとして，食物繊維があげられる．これらは，今は非栄養素として扱われているが，将来のいつか，栄養素の仲間に入るときが来るかもしれない．

4　栄養にかかわる物質と人体とのかかわりの概略をつかもう

　栄養素を含め，栄養という現象にかかわるさまざまな物質は，健常であれば経口摂取でからだに入る．第5章で詳しく扱うが，消化管の内部環境は，基本的に「体外」であり，それらの物質は消化と吸収という過程を経て「体内」に取り込まれ，各細胞へ運ばれて，私たちの生命活動を支えるものとなる．こうした過程は，私たちの身体の器官とともに常にダイナミックに動いており，物質も瞬時に姿かたちを変えている．こうした目には見えず，常に変化する世界を理解することは，想像力を必要とする．案外難しく，高度な知的作業である．しかし，私たちの生命の基盤となる世

界であり，私たちのからだの中で，日夜，一瞬も途切れることなく続いている営みなのである．食事のときに食べたご飯はどうなっていくのだろうかと想像をめぐらせるなどして，親しみを持って向き合ってみてはいかがだろうか．

5 戦後の日本の疾病構造の変化を理解しよう

　1950 年以降の性，主要死因別に見た年齢調整死亡率のデータを見ると（図 1.2，1.3），結核の死亡率が大きく減少し，それに代わって，男女とも脳血管疾患が死因のトップの座を占めるようになる．感染症の時代から生活習慣病の時代へと疾病構造が大きく変化した．脳血管疾患は 1965 年頃を境に減り続け，現在では死因の第 4 位まで後退している．2013 年から，肺炎が死因の第 3 位になった．脳血管疾患は脳出血と脳梗塞とを含んでいるが，脳出血の死亡率が著しく減少したものの，脳梗塞はやや増加傾向にある．脳出血による死亡率を低下させたことには，減塩運動により食塩の摂取量を減らすことができたことが大きく貢献しているという理解が一般的である．さらに，減塩運動は胃がんの死亡率の低下にも寄与したと言われている．

　他方で，1950 年以降，死亡率が伸び続けているのが悪性新生物（がん）である．年齢調整死亡率で見ると，悪性新生物（がん）もここ 20 年ほどは横ばいか減少傾向である．

　死亡率の上位から見ると，男性に多いがんは，肺がん，胃がん，大腸が

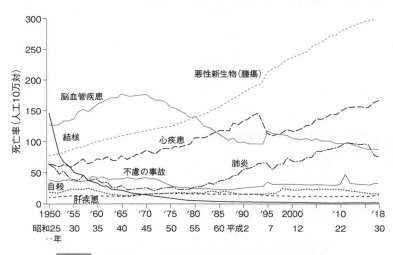

図 1.2 　主要死因別に見た死亡率（人口 10 万対）の推移
資料　厚生労働省「国民衛生の動向（2019-2020）」より．
注　　1）平成 6 年（1994）までの死亡率は旧分類によるものである．
　　　2）平成 30 年（2018）は概数である．

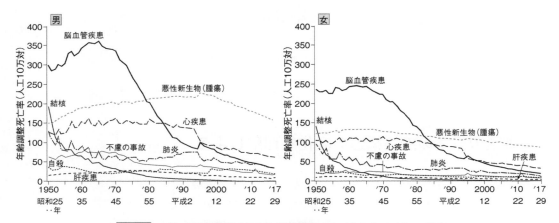

図1.3 性・主要死因別に見た年齢調整死亡率（人口10万対）の推移

資料 厚生労働省「国民衛生の動向（2019-2020）」より.
注 年齢調整死亡率の基準人口は「昭和60年モデル人口」である. また, 平成6年（1994）までは旧分類によるものである.

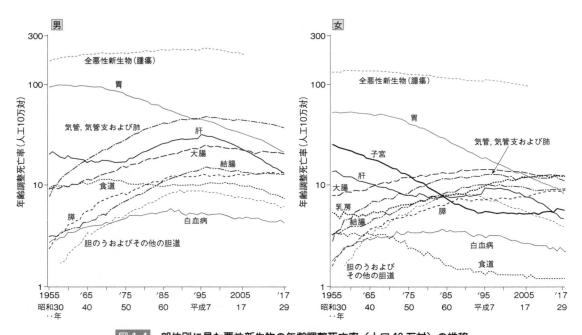

図1.4 部位別に見た悪性新生物の年齢調整死亡率（人口10万対）の推移

資料 厚生労働省「国民衛生の動向（2019-2020）」より.
注 1）大腸は, 結腸と直腸S状結腸移行部および直腸を示す. ただし, 昭和40年（1965）までは直腸肛門部を含む.
　 2）結腸は, 大腸の再掲である.
　 3）肝は, 肝および肝内胆管を示す.
　 4）年齢調整死亡率の基準人口は「昭和60年（1985）モデル人口」である.

ん, 女性に多いがんは, 乳がん, 大腸がん, 肺がんである. 男女とも胃がんの死亡率は減少傾向にあるが, その他の部位については, 大腸がん, 肺がんなどは1995年頃まで増加傾向であったものが近年は横ばい, 膵臓がんが増加傾向にある（図1.4）. がんによる死亡率の増加を背景に, 2006年

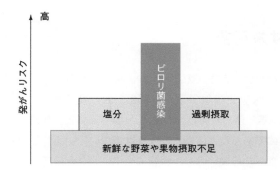

図 1.5　**胃がんの発がん要因**
アメリカ国立がん研究所発表（2009）.

（平成 18）にがん対策基本法が制定され，これに基づき，5 年間のがん対策基本計画が策定されている．2020 年現在，3 期目の計画（平成 29 ～令和 4 年度）が実行されている．この計画では，「がん患者を含めた国民が，がんを知り，がんの克服を目指す」ことを目標としている．そして，① がんの予防に従前以上に力を入れ，がんの罹患者，死亡者の減少を実現する，② ビッグデータや人工知能を活用したがんゲノム医療などを推進することで，患者本位のがん医療を実現する，③ がん患者が住み慣れた地域社会で尊厳を持って安心して暮らせる社会を構築していくという三つの柱をもっている．

　従来，がんは生活習慣病に位置づけられ，糖尿病などの他の生活習慣病と同様に扱われて来た．確かに，食生活を中心とする生活習慣との関連が強く示唆される面がある．がんと食生活の関連についてはすでに諸説があるが，今日では，分子レベルにおけるがんの発症メカニズムの解明が進み，胃がん発症に対するピロリ菌の影響（図 1.5），肝がん発症に対する B 型および C 型肝炎ウイルスの影響，子宮頸がん発症に対するパピローマウイルスによる影響などが明らかにされつつある．必ずしも生活習慣だけで説明できない部分があることが了解されつつあり，根本的な原因となる感染への対処も必要になってきた．ほとんどのがんの発がん要因は遺伝的要因と環境要因との二つに分けられ，それらの相互作用で起きるものと説明される．細菌やウイルス感染や食生活は環境要因に含まれる．

　したがって，がんに限らず慢性疾患に罹患するリスクは，必ずしも個人の生活習慣改善の努力の有無とは関係ない部分にも起因すること，がんを引き起こしやすい感染を予防する手だてを講じることも大切であることを理解しておく必要がある．逆に，感染因子の除去によって，ある程度の発がんプロセスの進行を食い止めることが可能であると言える．しかし，思春期女子対象になされたパピローマウイルスに対するワクチン接種の後に，原因不明の神経症状が起き，治療を受け続けている患者が発生したという事象に見られるように，人体は多様で複雑であり，常に研究者や医療者の予測を超えた事態が起こりうることを念頭に置かなければならない．

　ワンポイント

胃がんの発症とピロリ菌

ピロリ菌（ヘリコバクター・ピロリ）は 1984 年にマーシャルとウォーレンによって発見され，この仕事は，2005 年のノーベル生理学・医学賞の受賞対象となった．21 世紀に入ってからの大規模疫学調査の結果から，胃がんの発症には，ピロリ菌が持続的に感染した状態であることが必須の条件であると言われるようになっている．1990 年代前半から，ピロリ菌と胃がんとの関連は指摘されており，1994 年に WHO（世界保健機構）の下部組織の国際がん研究機関（IARC）は，ピロリ菌をグループ I 発がん因子（確実な発がん因子）に認定している．わが国では，2 人に 1 人がピロリ菌感染者であると言われている．

7

6 将来に活かす栄養学

人はなぜ「栄養学を学びたい」と志すのだろうか．働いて生計を立てることを「食べる」「食べていく」と表現する．日本語では，「食べること」と「生きること」がほぼ同義で使われるときがある．「食べること」が日々の元気な生活を支えるものであることに多くの人々は気づいている．しかし，日々何をどのように食べたら良いのか，情報に簡単にアクセスできる社会が到来した結果，「自分は正しく食べているのだろうか」という不安が増幅されているのではないだろうか．

人は失ってみて初めて，そのもの（こと）の大切さに気づくものである．喪失体験から学ぶことは多いし，生涯の宝にも成りうることは事実だろう．そのこと自体は尊重したいが，病によって本来機能すべき身体の一部を失ってから気づくことは，一般に，その後の人生に与える負の影響が大きすぎる場合が多いのではないだろうか．

人は誰でも生涯に何度か病気にかかる．それは避けられないことである．しかし，できるだけ健やかに生き続けるために何をしたら良いのだろうか．私たちにできることをあげてみたい．

一言で言えば，自身の健康には自分で責任を持つことである．人類の歴史の中で，これは普遍的なテーマではなかろうか．では，具体的に何をしたら良いのだろうか．まず，① 溢れる情報の中から自分にとって必要なもの，科学的に検証され多くの人々が確からしいと認めているものを選び出し，それらを総合的に考えて判断することであろう．誰かが「健康に良い」と言ったからその情報を鵜呑みにして飛びつくのではなく，「それは本当だろうか？」と一度は疑問に思って自分自身で考えてみる癖をつけてみることをお勧めしたい．そして，② 考えて判断する過程において，専門家から必要な援助が受けられるように努力してみることも必要である．人々の健康をあずかる専門家にも，医師，保健師，看護師，薬剤師，栄養士（管理栄養士）などさまざまな職種の人がいる．自身が，あるいは家族や親しい人がどんな問題に直面しているかによって，援助を受けるべき専門家が違ってくる．自分は今，どんな援助を必要としているのか，それを与えてくれるのはどういう人たちか，よく考えてみよう．こうしたことを考えて判断するために，気軽に相談できて信頼のおける人を身近に持つように心がけていこう．

わが国が，他の先進諸国に対しても誇りとし，盤石だと思われてきた医療保険制度にほころびが見え始めている今，制度を維持して多くの人が健やかに生き続けていくためには，上述したような一人ひとりの地道な努力が欠かせない．高度情報化社会を迎えて，栄養にかかわる物質への関心は

高まったが，それらの物質を迎え入れて機能を発揮する場としてのからだにも，同程度の関心と大切にしていく気持ちを持って欲しいと願ってやまない．

Column

脂質の栄養に関する新しい動き

科学に限らず学問の世界では，ある一つの考え（仮説）が生まれ，最初は学者たちからの反論が強くて認められなくても，しだいにその仮説への支持が強くなるとその仮説が学界を支配するようになって「定説」となる．「定説」となったものの中には，その後も「定説」のまま現在まで継承されているものと，技術の進歩などによって，あとからその「定説」では説明できないデータが現れてくることによって「定説」の地位から滑り落ちてしまったものとがある．

「血中コレステロール値が高いと虚血性（心）疾患が増える」ので，「動脈硬化性疾患予防のために，血中コレステロール値を下げたほうが良い」という指導は，過去半世紀にわたる医学分野の「定説」である．ところが最近，この「定説」に疑義が浮上している．

2005 年に EU（欧州連合）では，医薬品の臨床試験をすべて登録制にし，試験の結果の開示を義務づける法制度を設けた．これは，1999 年にアメリカで発売されたある鎮痛薬の副作用をめぐる大型の訴訟が起きたことがきっかけであった．製薬会社がその薬によって重大な副作用が出ることを確認したあとも販売を続けたことが非難の的となり，製薬会社は製品を自主回収した上，莫大な和解金の支払に追い込まれた．

この制度がつくられたのちに，血中コレステロール値を下げる新薬の臨床試験結果が 9 例報告されている．そのうちの八つの試験結果は，必ずしも血中コレステロール値を下げることが動脈硬化性疾患を予防し，健康維持に有効であるとは言えないと結論せざるを得ないものだと言う．

実は，細胞がかたちを維持して働くためにコレステロールは必須である（第 3 章参照）．脳以外の組織は肝臓で合成されて血流で運ばれてくるコレステロールを利用するが，脳ではそれができないので，脳で合成するコレステロールを利用する．ところが，主たる血中コレステロール降下薬はコレステロールの合成阻害薬であり，脂溶性の低分子なので，脳の神経細胞まで到達することが可能である．近年，コレステロール降下薬によって脳のコレステロール合成が抑制されてもたらされたのではないかと疑われる副作用（記憶障害，意識障害など）の報告もあり，安易なコレステロール降下薬の使用に警鐘（けいしょう）を鳴らす動きもある．

栄養は健康に直結するだけに，医薬品，健康食品業界などの巨額の利益とも絡むため，仮に指導の誤りがあってもすみやかに是正されにくい面がある．現時点では，「血中コレステロール値を下げたほうが良い」とする定説に対して，「いや，下げる必要はない」とする新説が登場してまだ日が浅く，データの蓄積量では前者が圧倒的な力を誇る．しかし，過去の疫学調査結果を丹念に調べ直す動きもあり，2005 年以前の臨床試験結果にはその信憑（しんぴょう）性に疑義が出されているものもある．今後の疫学調査結果の積み重ねによっては，半世紀にわたって常識とされてきた「定説」が覆（くつがえ）ることがあり得るかもしれないし，動脈硬化の発症機構の再考が必要になるかもしれない．血中コレステロール値を下げたほうが良いのかどうかは，おそらく現代に生き，相応に自身の健康に関心のある者にとっては，もっとも関心のあるテーマであろう．今後の研究の推移をみんなで見守っていきたいものである．

脂質の栄養に関する新しい動き：その後

前述の「脂質の栄養に関する新しい動き」というコラムでは，血中コレステロール降下療法に疑義が浮上していることを取り上げた．その後，「日本人の食事摂取基準2015年版」から，コレステロール摂取制限が撤廃された．日本動脈硬化学会は，2015年5月1日付で，次のような声明を公表した．

2013年秋にアメリカ心臓病関係の学会であるACC（米国心臓病学会）/AHA（米国心臓協会）が，生活改善のためのガイドライン「心血管疾患リスク低減のための生活習慣マネジメントのガイドライン」を発表した．そこで，「コレステロール摂取量を減らして血中コレステロール値が低下するかどうか判定する証拠が数字として出せないことからコレステロールの摂取制限を設けない」との見解が出された．2015年2月に米国農務省USDAから一般国民向けに発表されたガイドライン作成委員会レポートにおいて，ACC/AHA同様，食事中コレステロールの摂取と血中コレステロールの間に明らかな関連を示すエビデンスがないことから，これまで推奨していたコレステロール摂取制限を無くすことが記載された．我が国の「日本人の食事摂取基準（2020年版）」では，健常者において食事中コレステロールの摂取量と血中コレステロール値の間の相関を示すエビデンスが十分ではないことから，コレステロール制限は推奨されておらず，日本動脈硬化学会も健常者の脂質摂取に関わるこの記載に賛同している．ただし，このことが高LDLコレステロール血症患者にも当てはまる訳ではないことに注意する必要がある．

日本動脈硬化学会は，まず動脈硬化性疾患へのリスクを正確に評価し，それに沿ってリスクを減らすような生活習慣を改善する包括的管理が大切であることを動脈硬化性疾患予防ガイドライン2012において提唱している．この考え方は，ACC/AHAガイドラインの脂質に関する生活習慣マネジメントと一致するところである．高値となった血中LDLコレステロールを減らすためには，生活習慣，運動，食事など包括的に修正することが大切であり，コレステロール摂取のみを制限しても改善はほとんど期待できない．特に摂取する脂質に焦点を当てる場合，コレステロールだけではなく，脂肪酸のバランスに留意することが大切である．このような見解から，具体的な食事療法として，米国ではDASH食（高血圧予防食）などが推奨されているのに対し，我々の動脈硬化性疾患予防ガイドライン2012では，伝統的な日本食（The Japan Diet）を推奨している．伝統的な日本食はDASH食などと同様に，抗動脈硬化的であることが我が国の研究で多数示されており，減塩に留意したうえでの日本食を勧める．

日本動脈硬化学会公式ホームページより．

この声明を読むと，動脈硬化学会は，健常者のコレステロール摂取制限は必要ないことを認めた上で，依然として，動脈硬化性疾患の予防にLDLコレステロールを減らす必要性があることを重視する姿勢を変えてはいない．今後も注視していきたいものである．ともあれ，卵好きにとっては朗報であった．

練 習 問 題

p.1〜5参照← 1 栄養とは何か，また栄養素とは何か，まとめなさい．

p.2, 3参照← 2 健康の概念をWHO（世界保健機構）はどのように定義しているか，述べなさい．

p.5〜7参照← 3 戦後のわが国における疾病構造の変化の概要を説明しなさい．

2章

栄養学のあゆみ

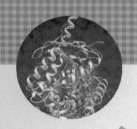

```
⋯⋯⋯⋯⋯⋯⋯⋯⋯⋯⋯ CHAPTER GUIDANCE & KEYWORD ⋯⋯⋯⋯⋯⋯⋯⋯⋯
```

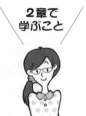

2章で学ぶこと

　栄養はヒトにとって欠かせない営みですから，ヒトのからだはどのような構造になっているのか，食べ物にはどのような成分が含まれているのか，など何もわからなかった時代からヒトは食べ物を食べて生きてきました．科学という学問体系がまだ確立されていなかった古代にあっても，人々は食べたものが生きる力となることを漠然と知っており，それぞれの風土で独自の生命観を育んできました．

　そんな古代から，科学的知識が豊富に蓄積されて人々が簡単に知識を得ることができる現代までの長い間に，栄養学という学問がどのように生まれ，発展し，体系化されてきたのか，この章では物語でふり返ります．

2章のキーワード

- ☐ プネウマ（精気）
- ☐ 黄帝内経（こうていだいけい）
- ☐ 陰陽五行
- ☐ 食養生
- ☐ 貝原益軒
- ☐ 養生訓
- ☐ 燃焼
- ☐ プロテイン
- ☐ グリコーゲン
- ☐ エネルギー等価の法則
- ☐ 脚気（かっけ）
- ☐ 鉄欠乏性貧血
- ☐ 克山病（こつざんびょう）
- ☐ メタボリックシンドローム（内臓脂肪症候群）
- ☐ 痛風
- ☐ 摂食障害

歴史をふり返る前に

　食物が私たちのからだの中で利用されるという意味は，大きく分けて次の三つであろう．

1．食物の成分からエネルギーを取り出して利用する．
2．食物の成分をからだづくりに利用する．
3．食物の成分をからだの働きを調節するために利用する．

11

食物を摂取する（食べる）ことの意義がこの三つに整理されるまで，実に長い時間を要している．この長い時間の歩みは「栄養学の歴史」あるいは「栄養学のあゆみ」として，多くの教科書などで紹介されている．限られた紙面で多くのできごとを紹介しようとすると，必然的に年号とできごとの羅列になる．歴史は多くの無名の人々の生きた事実の積み重ねであり，一人ひとりの人生の重さを思えばそう軽々しく扱えるものではないことは自明である．

　また，一つひとつのできごとにはすべてその時代や社会の背景があり，現代社会を生きる私たちには受け入れにくい価値観も存在する．さらに，あいにく私たちはその時代を生きていない．したがって，自身の目で見ることができない過去の事象を見つめるときには，その事象の時代背景や社会のあり方にも精一杯想像をめぐらせ，関心があれば自分で調べてみて，その上で理解するように努めるという作業が欠かせない．現代に生きる私たちの価値観にあてはめて単純に判断を下すことはもっとも避けなければならないことである．現代に起きている事象でも，その場に居合わせていなければ，その背景にあるものを含め，慎重に理解するように努める姿勢が望まれる．

　したがって，この章では，栄養学自体も過去から現在まで時代や社会構造の変化に合わせて変化してきたことが感じられるように解説することを主眼とした．そして，栄養学の歩みの中で，今日から未来を考える上で重要だと思われる事象をいくつか取り上げて紹介するにとどめることにした．第2章を読んでさらに関心を持たれたなら，栄養学の歴史に関する専門書（p. 159，「参考書」参照）を一読されると知識も理解も深まるであろう．

1 古代の生命観と食養生という概念

（1）西洋の生命観

① 四大元素・四体液説の登場

　今日私たちになじみのある，自然科学に基づく栄養学に発展する生命観の萌芽をギリシャ・ローマ時代に見ることができる．紀元600年頃には，ギリシャの哲学者たちは食物やからだについて思索をめぐらせるようになった．のちのちの時代まで影響を与えた学者として，ヒポクラテス（紀元前約460〜370）とアリストテレス（紀元前384〜322）をあげておきたい．

　ヒポクラテスは生没年もはっきりしていないが，哲学者としてだけでなく幅広い分野に活躍した人で，医学分野への貢献度が高いこともよく知ら

| 表 2.1 | 古代・中世までのヨーロッパの自然観 |

	自然界の構成元素	からだを構成するものや性質
ヒポクラテス	火，水，空気，土	血液，粘液，黄胆汁，黒胆汁
アリストテレス	土，水，空気，火	「温」と「冷」，「乾」と「湿」
ガレノス	土，空気，火，水	「温」と「冷」，「乾」と「湿」

れている．『ヒポクラテス全集』を遺しており，"Ars longa, vita brevis."「学術は長く，人生は短い．」という有名な句もその中にある．彼は，宇宙の構成元素を火，水，空気，土の四大元素であるとし，これに対する四体液として，血液，粘液，黄胆汁，黒胆汁を考えた．この四体液はいずれも食物に由来し，これらが調和するときに健康が保たれると説いた（表 2.1）．さらに，循環器に宿るプネウマ（精気）というものの存在を提唱し，体温が保たれるのはそのためであると説明した．また，人にはいわゆる「自然治癒力」〔これを Physis（自然力）と呼んだ〕が備わっていることを説き，病気の治療とは自然治癒力の働きを助けることであると考えた．四体液が食物に由来することから，食事療法に力点を置いた治療を心がけたという．これは，今日の医学にも継承されている考えで，忙しさのあまり，薬物による治療に偏りがちな現代の私たちが学ぶところも大きいのではないだろうか．

　アリストテレスも地上の構成元素を土，水，空気，火の四大元素であると考えた（表 2.1 参照）．また，四大元素はそれぞれに，「温」と「冷」，「乾」と「湿」の対立する四つの性質を持つと考えた．体内に入ったプネウマは，心臓から血流に乗って他の臓器に運搬される．食物から摂取したものが体内で利用されるのは，体温による「煮沸」が起こるからであり，その中間代謝産物として体液を生ずるのだと考えた．また煮沸の前段階の産物としてフレグマ（Phlegma）を生じ，血液は最終の代謝産物であると説いた．

② プネウマの理論化への試み

　先人たちの考えを継承して体系化させたのが，ガレノス（紀元約 130 ～ 200）である．彼は，プネウマの考えを理論化したとも言える．ガレノスは，プネウマは「生命の源」であると位置づけた．プネウマは空気のかたちでからだに入ると，脳，心臓，肝臓において「転化」され，身体活動を起こすことになると考えた．脳はプネウマを運動や感覚に関係する「心のプネウマ」に転化し，心臓はプネウマを「生命のプネウマ」に転化して血液を熱し，肝臓はプネウマを「自然のプネウマ」に転化し，栄養，消化，成長を押し進めるという．血液は肝臓で動脈および静脈に送られると考え，動脈血と静脈血は生体の異なった構成成分であり，互いに混ざることはな

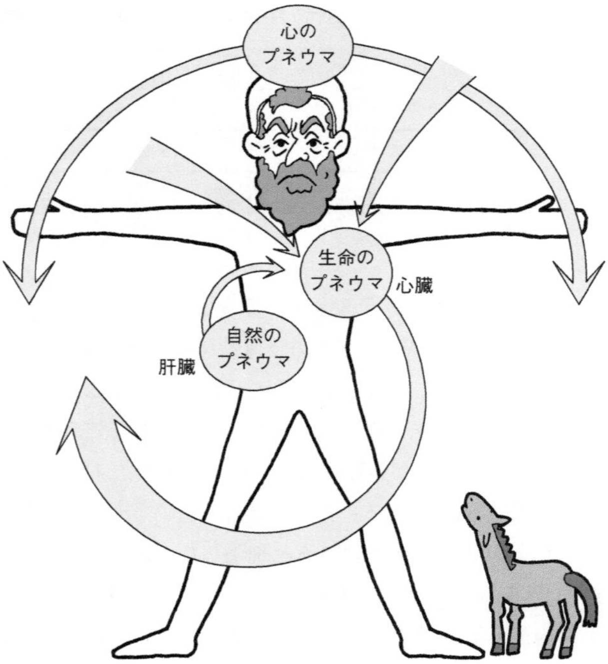

図 2.1 ガレノスの「プネウマ理論」

く，静脈血は吸気内のプネウマから生じた生命プネウマによって左心室において鮮紅色の動脈血となると説いた（図2.1）．さらにガレノスは，四体液説を基本とした体液説を説き，生物にせよ無生物にせよ，すべての物体は四大元素（土，空気，火，水）が結合したものであり，「温」と「冷」，「乾」と「湿」の四性質の組み合わせによって決定されるとした（表2.1参照）．四体質と四性質とを考慮して食物を摂るように勧めていた（たとえば，果物は「冷」と「湿」であって下痢と熱を起こすので，まったく摂取すべきではないと主張した）．今日，私たちは動脈血と静脈血が混ざるものであることを知っているし，果物を摂取することは微量栄養素の補給という観点で重要であることを知っている．このように，今日の科学的観点に立つと，ガレノスの学説には細部に明らかに誤りと言えるところがあり，それに基づいた指導によって長年にわたる栄養不足を招いてしまったことは否めない．それでもガレノスの教えは，以降1000年にわたってほとんど変化を受けずにヨーロッパの学界に影響力を持ち続けたという．今日の時間感覚ではなかなか信じ難いことである．

（2）東洋の生命観

　ギリシャ・ローマ時代とほぼ同じ頃，東洋にはどのような考えがあったのか，中国に見てみることにしよう．中国のもっとも古い医書は，『黄帝内経』と言って，紀元前475〜221年頃の春秋時代に世に出たものだと知られている．漢時代（紀元前31〜紀元220年）に書かれた『神農本草経』

は，中国古代の伝説の帝王で農耕・医薬・商業の神とされた「神農」に名を借りた薬物書であり，1年の日数に合わせた365種の薬品が記載されている．こののち，5〜6世紀になると多数の医学書が著わされるだけでなく，中国医学がわが国を含めた周辺の国々に伝えられていった．

① 陰陽五行と五臓六腑

『黄帝内経』の内容は，わが国の東洋医学に今なお大きな影響を与えている．基本となる思想は陰陽五行（おんよう ごぎょう）である．現実に存在する万物は，すべて陰または陽の相を帯びている．そして，この宇宙を構成する根元的なものとしては，木，火，土，金，水を考え，これを五行と呼んだ．ギリシャ人たちが考えた四大元素説に対応するものであると言えよう．また，身体の器官系は「五臓六腑（ごぞうろっぷ）」と称され，陰性のものとして肝，心，脾，肺，腎の五臓，陽性のものとして胆，胃，大腸，小腸，膀胱，三焦（さんしょう）の六腑があげられている（三焦についてはどこを指すのか未だに議論が分かれている）．心臓は，「神」と呼ばれる精を宿す五臓中のもっとも重要な臓器だとされている．「精」とは，人体を構成し，生命活動を維持する基本物質のことを指し，ガレノスがプネウマ（精気）を「生命の源」と位置づけたのに似ている．洋の東西で，2000年近くも前に，類似の生命観が芽生えて広まっていたことは注目に値する．精には先天の精と後天の精があるという．先天の精は，人体を構成する上での基本物質であり，腎中に蓄えられている．後天の精は，飲食物から変化した栄養物質を指し，五臓六腑を滋養し，生命活動の維持のために不可欠であるとされる（図2.2）．

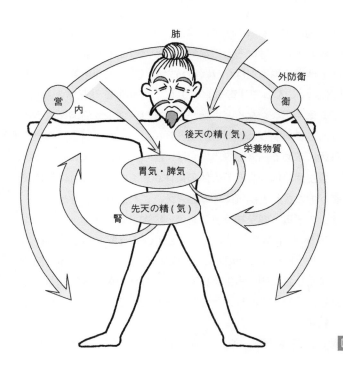

肺

外防衛

営
内

衛

後天の精（気）

栄養物質

胃気・脾気

先天の精（気）

腎

図 2.2 　東洋医学の生命観

この中国流の「プネウマ理論」によると，肺は心臓の補佐器官であり，「魄」という精が宿っているところであるとされる．肺は「営」（または「栄」）および「衛」という流動性の精の出発点であり，この「営」（または「栄」）と「衛」が体内をめぐっていくという．「営」は内に充満して栄養作用をもち，「衛」は外を守る防衛作用をもつ．今日のことばで言えば，免疫作用に相当するものであろうか．「営」と「衛」とは調和していなければならず，これらによって，人体は器官の正常な動きの調節や外邪（今日の病原体にあたる）を防衛する能力を維持することができるという．

　腎は，五臓六腑の一切の精を受ける場所で，元気の源である．胃は脾とともに働き，食物を容れる器官としてからだの栄養活動を支える．小腸は胃・脾の水や食物を吸収し，大腸は物を送って変化させて不潔でないようにし，体外に排泄する．

　このように，西洋，東洋双方で大切にされた「プネウマ」や「精」に関する理論は，今日の体液循環，消化吸収，免疫など，栄養学にとっても重要な生理学的概念を提示していると言える．解剖学がまだ学問として誕生していなかった頃に，おもに外から人体を観察して人体の内側をこれだけ想像（創造）できたことは，特筆に値する．

② 病んだ状態を考える

　さらに，『黄帝内経』によると，病んだ状態を次のように捉えている．すなわち，病気の原因はまず，内因と外因とに分けられる．それらは，身体の陰陽，五行の配置と「精」の動きに変化を起こす．その変化の結果が病である．

　病気の原因を内因に求める（内因説）場合には，重視するのは胃・脾である．胃・脾が痛むときにはいろいろな病気にかかりやすくなるので，全身の栄養を高めて体力の増進をはかり，抵抗力を増すことが重要であると考えた．飲食物は胃に入って「胃気」を生じ，全身を養う元気となる．胃・脾が病んで元気が出なくなると六腑が虚となり，血脈や筋肉を養うことができなくなる．このような状態を内傷と呼んだ．これに対し，病気の原因をおもに外因に求める（外因説）場合は，感情の変化が激しすぎること，働きすぎ，食生活の偏りなどで人体の条件が悪くなり，これに外邪が作用すると五臓がおかされて病気になると考え，これを外傷と呼んだ．

　病を治すには，まず胃・脾を補う方法を第一に選択すべきで，病を治すための一助として薬（「補薬」と呼ばれた）を用いて治療することが勧められていた．私たちが日常的に使用する「病気」「元気」などの健康関係のことばは，このような生命観から生まれている．今日の東洋医学でも，これらの考えを基本に治療しており，大きな影響を受けていることがわかる．

③ 「養生訓」の教え

　17世紀の初めに，中国（明）から『本草綱目』が入ってくると，わが国

の本草学（薬学）は大きな影響を受け，薬物だけでなく広く動植物鉱物を扱う博物学が発展した．その流れから，食養生という概念が生まれてきた．貝原益軒（1630〜1714）は『大和本草』を著し，薬用植物だけでなく薬用に使われる動物，鉱物，さらに薬品だけでなく農産物や加工食品，利用価値のない雑草なども対象として扱い丁寧に記述している．この著述によって博物学を充実させたとも言える．また，貝原が先人の教えと自らの経験に基づいて著した『養生訓』は，いかに健康で長生きするか，という方法論を越え，生命観，人生観を説くすぐれた思想書である．

　人の身は元気を天地にうけて生ずれ共，飲食の養なければ，元気うゑて命をたもちがたし．元気は生命の本也．飲食は生命の養也．此故に，飲食の養は人生日用専一の補にて，半日もかきがたし．然れ共，飲食は人の大欲にして，口腹の好む処也．其このめるにまかせ，ほしゐまゝにすれば，節に過て必（ず）脾胃をやぶり，諸病を生じ，命を失なふ．五臓の初（はじめ）て生ずるは，腎を以（て）本とす．生じて後は脾胃を以（て）五臓の本とす．飲食すれば，脾胃まづ是をうけて消化し，其精液を臓腑におくる．臓腑の脾胃の養をうくる事，草木の土気によりて生長するが如し．是を以（て）養生の道は先（まず）脾胃を調るを要とす．脾胃を調るは人身第一の保養也．古人も飲食を節にして，その身を養ふといへり．（『養生訓 巻第三　飲食上』より）

　ここには，飲食が生命を養うものであることが明快に述べられている．健やかに生活することと食との密接不可分な関係を説く彼の思想が伺える．飲食は生命の源であるからこそ，過ぎた飲食をしないように説く教えは良く知られている．現代に生きる私たちも学ぶところが多い．

ワンポイント

養生訓
『養生訓』の現代語訳は，いくつか出版されているが，『養生訓：現代文』，貝原益軒著，森下雅之訳（原書房）が比較的最近のものである．

2　近代化学の発展とともに

（1）燃焼と酸化

　冒頭にあげた「1．食物の成分からエネルギーを取り出して利用する」の意味するところは，化学的に言えば「酸化」であることを現代の私たちは知っているが，この概念が確立するまでの道のりは平坦ではなかった．
　ヨーロッパでは，ルネッサンスを経て 17 世紀に入ると，近代化学の体系化が進んでいった．そのうち，体内における栄養素の利用と密接にかかわる「燃焼」という現象が科学者たちの関心の的になった．ドイツのベッヒャーによって，「燃焼」は物質の中に存在する「燃える土」が他の物質と

分離する現象であると説明された（1669 年）．次いでシュタールにより，「燃える土」はフロギストン（燃素）と名づけられた（1697 年）．以来，「フロギストン説」は1世紀にわたって科学界を支配する主流の考えとなった．

　その後，18 世紀も後半になると，科学史に残る重要な発見が相次ぎ，「化学革命」と呼ばれる一つの時代を迎える．

　今日，酸素（O_2）として知られる気体は，イギリスのプリーストリ（1733 ～ 1804）により発見された（1774 年）．彼は，酸化水銀を熱するときに発生する気体に関心を持った．驚くべきことに，この気体の中に動物を入れておくと空気中よりも長く生きるのだった．しかし，フロギストン説を信じていた彼は，この気体は燃えている物質から放出されるフロギストンを吸収する機能を持つものであり，フロギストンを取り去った空気であると考えていた．

　プリーストリがフロギストン説に固執したことは，一人のフランス人にとっては幸いだった．そのフランス人とは，のちに「近代化学の父」と呼ばれるようになるラヴォアジエ（1743 ～ 1794）である．彼は，「燃焼」とは本質的に酸化と同じであることを実験的に証明し，フロギストン説を打ち破ったことで知られる．ラヴォアジエは，ガラス製蒸留器に水を入れ，100 日間昼夜火を消さずに熱し続けたが，いくら煮沸しても「土」が生じることを確認できなかった．この加熱の結果，沈殿物は生じた．しかし，それはガラス器に由来するものであった．「燃える土」から由来するものは発見されなかったのである．これらの実験結果を踏まえ，彼は，「燃焼とは物質と酸素が結合することである」と説明した（1768 年）．その後，代謝に関心を持った彼は呼吸に関する実験を行った．

　1777 年には，通常の空気は酸素と窒素の混合物であり，窒素は呼吸によって変化せず，酸素が消費されて二酸化炭素が生じることを示した．1783 年には，不十分な機能ながら熱量計を使って，モルモットの呼吸によって発生する二酸化炭素の量と，ろうそくの燃焼によって発生する熱量とを比較した．大まかにそれらはほぼ同じであると結論した．さらに，助手のセガンを被験者にして，休んでいるときと重いものを持ちあげているときとで，呼吸によって排出される二酸化炭素を定量して比較する実験を行った．その結果，活動量の多い（重いものを持ちあげている）ときのほうが，二酸化炭素が多く排出されることが明らかになった．このようにして，ラヴォアジエは，呼吸が燃焼と同じ現象であることを証明し，呼吸が体内における熱の産生や身体活動のエネルギーを与えていることを示し，今日の栄養学の基礎を築きあげた．化学の重要な発見が相次ぎ，近代栄養学の基礎が固められたこの頃のフランスには，革命の嵐が吹き荒れてもいた．ラヴォアジエは，フランス革命前に政府の収税代理人をつとめていた理由により革命政府に逮捕され（1793 年），翌年，断頭台の露と消えた．

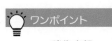

ワンポイント

酸化水銀
酸化水銀を加熱すると，酸化水銀は還元されて水銀になり，酸素が発生する．

2
章

3 栄養素の発見

（1）三大栄養素の概念の確立

① ゼラチン委員会

　生命活動に必要な物質について，最初に精確な栄養学の実験的研究を行ったのはフランスのマジャンディ（1783～1855）ではないかと言われている．折からのナポレオン戦争（1803～1815）により食糧危機が発生していたという社会背景が，彼が活躍する歴史の舞台を整えたようである．飢餓は，人類にとって，今なお解決できない大きな問題であるが，19世紀から20世紀にかけて，科学に基づく栄養学の重要なテーマの一つとして，飢餓で苦しむ人々を救うためにはどうしたら良いか，という観点からの研究がなされ，多数の文献が残されている．

　さて，食糧危機に悩む19世紀初めのフランス社会では，新たな食糧源として，ゼラチンの活用に注目が集まった．当時，ゼラチンは，屠殺した動物の骨や皮から安く大量に生産することができたからである．このゼラチンを食物として使えるかどうか検討することが大きな社会的課題となり，ゼラチン委員会なるものが発足した．1815年にマジャンディはゼラチン委員会の委員長となった．ゼラチン委員会は，当初，「スープを飲んだことのある人は，その栄養ある性質は全部ではないにしろ主としてゼラチンによることを知っている」という前提で検討を始めたが，皮肉にも委員長のマジャンディ自身がその前提が正しくないことを実験的に示していくことになった．動物実験の結果，ゼラチンを与えることが必ずしも動物の生存に必須であるとはならなかったのである．しかし，こうした研究成果は，のちのたんぱく質の栄養価に関する一連の研究につながっていった．また，マジャンディは1種類の食物成分のみを与えて生育の様子を観察するというイヌを用いた動物実験を好み，1種類だけでは人は生存できないことを示した．目立たないことではあるが，動物実験がヒトのモデルとして有効であることを示した点は，一部の栄養学史家の間では評価されている．

② 三大栄養素

　私たちの生命活動に真に必須な食物成分に関する研究の経緯を学んでみよう．

　イギリスのプラウト（1785～1850）は，有機化合物の一例として尿素の分析を行い，C，H，N，Oからなることを明らかにした（1819年）．そして，食物中の主要成分を今日私たちが三大栄養素と呼ぶ脂質，たんぱく質，炭水化物（糖質）の三つに分けた（1827年）．

　こののち，動物からは「卵白様物質」と呼ばれた物質を抽出し，その性

質を調べる研究が進み，植物からは「グルテン様物質」と名づけられた物質が抽出されて調べられていく．さらに，両者の物質としての相違点や類似点が研究された．「卵白様物質」，「グルテン様物質」と言われた物質は，19世紀半ばまでに動植物共通の成分として考えられるようになった．これらの物質は，1838年に，オランダのムルダー（1802〜1880）によって，ギリシャ語の第一のもの（*prote*＝first，*edios*＝like）という意味で，プロテイン（protein）と名づけられた．ムルダーの業績のうちもっとも重要なものは，彼が調べたすべてのたんぱく質が同一の構成素からなること，その分子式は今日私たちがたんぱく質中に含まれる元素としてよく知る6種類のものからなる $C_{40}H_{62}N_{100}O_{120}S_{1(or2)}P_1$ で表されることを提示したことであろう．

　脂質は，今日でもその定義は化学的にはあいまいである．物質としての脂質の概念を化学的に確立したのは，フランスのシュブルィユ（1786〜1889）である．彼は，1811年に，ラードからつくった石けんの分析を始め，その溶液から得られた結晶について10年以上にわたって系統的な研究を行った．シュブルィユは，ラードから石けんを得るときにグリセリン（グリセロール）が分離してくることを証明し，脂肪の構造を明らかにした．分離してきたグリセリンとは，すでにシェーレ（スウェーデン）がオリーブ油から鉛石けんを得た際に副産物として発見したものと同一であった．シュブルィユは，バター，野菜由来の油から5種類の揮発性の低分子脂肪酸を分離した（1823年）．まだクロマトグラフィーの技術が発達する前の偉業であった．彼は，脂質全般にわたって精力的に研究を進め，「油の酸化」の概念も初めて紹介している．また，ヒトの胆汁に脂溶性で胆石の原因となる物質が存在することを示し，コレステリン（ギリシャ語の「胆汁」を意味する"chlole-"と固形脂肪を意味する"stear"に由来する）と名づけている（1824年）．この物質は，35年後に脳，血液，動脈硬化病変，卵などにも存在することが明らかにされた．今日私たちが知るコレステロールである．

　ゲイリュサック（1778〜1850）とテナール（1777〜1857）はさまざまな化合物を分析し，砂糖，デンプン，乳糖などにおいて，ちょうど水の生成に必要な割合の水素と酸素（H：O＝2：1）とが炭素に結合しているという事実を突き止めた（1810年）．この事実を踏まえて，シュミットは，これらの物質を炭水化物（含水炭素）carbohydrate と呼ぶことを提案した（1844年）．これが糖質研究の始まりと言える．

③「血糖」とグリコーゲンの発見

　マジャンディの助手を務めていたフランスのベルナール（1813〜1878）は，糖質代謝にすぐれた足跡を残した．ベルナールの得意領域は，動物を用いた生理学の実験研究であった．彼はイヌを用いた実験で，ショ糖を静

ワンポイント

グリセリン

1783年に，シェーレ（スウェーデン）は，オリーブ油から鉛石けんを得た際に副産物として"甘い成分"が得られることを発見し，グリセリン（*glykeros* ギリシャ語で甘いの意）と名づけた．

ワンポイント

クロマトグラフィー

物質を分離・精製する方法である．「クロマト」は「色」を意味するギリシャ語の *chröma* に由来する．世界で初めて植物色素を分離したことから，「色を分ける」という意味の名がつけられた．物質の分子の大きさ，質量，溶解性，吸着力などの性質によって分離する．固定相と呼ばれる物質の表面や内部を移動相と呼ばれる液体の物質が通過していき，その過程で物質が分離される．固定相には液体や固体があり，移動相には液体や気体がある．

クロマトグラフィーは，固定相，移動相に何を用いるか，物質のどんな性質を利用するものであるか，などでいくつかに分類される．このうち，移動相が液体のものを液体クロマトグラフィーと呼び，気体のものをガスクロマトグラフィーと呼び，食品中の栄養成分の分析や中間代謝物の分析など，栄養学とその関連領域で広く用いられている．

脈に注入するとそのまま尿中に排泄されるが，グルコースを注入すると尿中には排泄されないことを見出した．グルコースが動物の体内で利用されていることを示したのである．次いで，マジャンディとの共同研究で，イヌにデンプンを与えると血液中にグルコースとなって現れてくることを発見した．彼はこのグルコースは，イヌがデンプンを摂取したあとに，デンプンからできるものではないかと考えた．ベルナールは，すでに糖尿病患者の血液中にグルコースが存在することを発見していたので，正常なヒトの血液中にもグルコースが存在する可能性を示唆する成果であった．そして，彼はグルコースがからだのどこで使われるのか調べる目的で，体系的な実験を繰り返し行い，実験方法の精度も向上させていった．ラヴォアジエの考え「呼吸と酸化は本質的に同じである」に従って，グルコースが肺で燃えていることを証明しようと考えたのである．

1848 年の 7 月，イヌを 1 日絶食させて腸管と血液を調べてみた．すると，腸管にはグルコースは存在しなかったが，血液中にはグルコースが存在していたので彼は大変驚いた．当然ながら，「このグルコースはいったいどこから来たものだろうか？」という疑問が沸いた．翌 8 月，8 日間肉類のみ（糖質を与えない）を食べさせたあとで同様に血液を調べた．やはりそこにもグルコースの存在を認めた．しかし，腸管にも尿にもグルコースは存在しなかった．次に，イヌにラードとモツだけを食べさせたところ，今度は血液中にグルコースを見出すことはできなかった．その代わり，肝臓には大量のグルコースが存在することを認めた．続く実験で肝臓がからだ中のグルコースの源であることを示した．さらに，これらの結果から，彼は健常な動物の肝臓には食事中の糖質とは関係なくグルコースが存在するものと結論した．その後，ほぼ 10 年がかりで肝臓と血液中のグルコースについて動物実験を繰り返し，彼は，切り離した肝臓からデンプン様の物質を取り出すことに成功した．これが，今日私たちがグリコーゲンと呼んでいるものである．ベルナールは，長年の研究によって，① グルコースは正常な肝臓に存在する正常成分であること，② 肝臓ではグルコースをデンプン様の物質として蓄えること，③ そのデンプン様物質が分解されてグルコースがつくられ，血液中に出ていくことを示したのであった（1860 年）．

（2）エネルギーの供給源をめぐって―近代栄養学史上最大の論争―

多くの化学実験器具にその名がつけられて知られている 19 世紀のドイツの大化学者リービッヒ（1803 ～ 1873）は，栄養学の分野にも関心を示し，研究を先導した．彼は，たんぱく質はからだをつくる素となる物質であり，食物から変化せずにからだに組み込まれるものであるのに対して，脂肪とデンプンが体温維持のための熱量の素となると考えた．さらに，筋

表2.2	リービッヒの仮説
リービッヒの考える筋肉運動とたんぱく質の関係（1840年）	
（1）筋収縮運動に必要なエネルギーは，筋自身の分解によって供給される．	
（2）たんぱく質は，運動によるエネルギーの放出に伴って分解される．たんぱく質の窒素の部分は，尿素となって尿に排泄される．よって，すべての仕事量（たとえば，心筋のように自律的に動く仕事と外からの刺激に応じて動かす仕事とがあるが，それらの合計）は，尿中に排泄される窒素の量に比例する．すなわち，筋肉運動量と尿中の窒素量とは比例する．	

肉の収縮運動のためのエネルギーは，そのとき筋肉に存在するたんぱく質の分解によるものであり，分解産物としての尿素の産生量は筋肉の運動量に比例する，筋肉は使われずに休んでいる間にたんぱく質を蓄える必要があるという考えを提唱した（表2.2）．

　わかりやすいように，具体例として，手を握ったり開いたりするような手の運動を考えてみる．リービッヒによれば，手を動かす運動をするときには，手の筋肉のたんぱく質が分解されてエネルギー源となる．手を使わないときに，次の手の運動のためのエネルギーが蓄えられるということである．この考えは，たんぱく質が全身の身体活動のエネルギー源となることを認めていない点で致命的な欠陥を持つ．当然のことながら，後年，この仮説では説明できない実験結果が次々と報告されるようになる．しかし，当時，リービッヒは絶対的な自信を持っていたので，対立する考えの持ち主との間で絶えず論争を巻き起こすことになった．中でもムルダーとの論争はよく知られるところである．

　リービッヒの仮説は，しだいにたんぱく質を特別なものとして扱うようになり，「たんぱく質の大量摂取は，精神と身体の活力を高めるために独自に重要である」という信仰にも似た考えに変質し，その後，約40年間にわたって学界に強い影響を及ぼすことになった．

　イギリスのスミス（1819～1874）は，刑務所に収監されている囚人の健康状態の改善に並々ならぬ関心を寄せていた．当時の刑務所では，週に数日，トレッドミルを回すことが義務として課せられていた．スミスは，ロンドン刑務所の4人の囚人たちを被験者にしてトレッドミルによる負荷試験を行った（図2.3）．トレッドミルによる労働をした日としない休息日の24時間の尿中窒素排泄量を比較したのである．刑務所の囚人は同じ給食を食べているので，食物成分の差を考慮する必要がなく都合が良かった．実験の結果，どの被験者も8時間のトレッドミルによる労働の前後で尿中への尿素の排泄量に何ら差は見られないことが明らかにされた（1857年）．

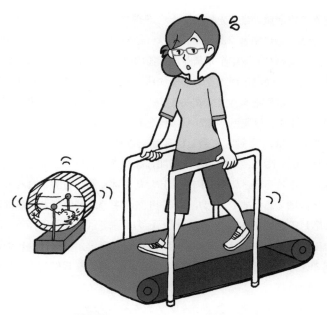

図 2.3　トレッドミルによる負荷試験

19 世紀のロンドン刑務所では囚人たちの日課にトレッドミル（15 分働き 15 分休憩）の労働を課した．現代のトレッドミルのように，基本は足踏み運動であった．

　表 2.2 に示すリービッヒの仮説に従えば，囚人たちが 8 時間トレッドミルによる労働をすれば，労働の直後の尿中尿素量は増えるはずである．この結果は，リービッヒの仮説に真っ向から対立する結論を導くものであったため，当時はあまり注目されなかった．スミスは，尿素の総産生量からだけでは尿素に含まれる窒素のうち，組織由来のものと食物由来のものとを区別して結論づけることはできないと考えた．つまり，筋肉運動をしているときには，使っている筋肉のたんぱく質が運動のすべての燃料であったとしても，休んでいるときには別のメカニズムによって多量のたんぱく質が分解されると考えることもできた．そこで彼は，十分な窒素源を食物から摂取すれば，筋肉は，血液中を循環する食物由来の物質によって改めてつくられ，分解されずに存在しているたんぱく質と一緒になって働くのではないかという仮説を立てた．スミスは，自分自身を被験者にして実験することにした．天候，気分，食事，体位，身体活動状況などにおいて，さまざまな異なる条件に自分の身を置き，二酸化炭素の排出量を丹念に測定した．そして二酸化炭素の排出量は，身体活動によるエネルギー消費量に比例し，尿中窒素の排泄量は，筋肉運動で分解された窒素ではなく，食事から摂取する窒素を反映することを発表した（1859 年）．

　リービッヒの弟子のフォイト（ドイツ）は，共同研究者のビショフと一緒にイヌを用いて実験し，窒素を含む食物を大量に摂取するほどに，尿中

への窒素の排泄量が増すというデータを得た（1860年）．リービッヒ仮説（表 2.2 参照）の信奉者であった彼らは，この結果を次のように説明しようとした．すなわち，尿中窒素量が増えるのは，体内での機械的な動き（体内代謝，消化，蠕動）が大きくなるからであろう．脂肪や糖が体内で代謝されるときには熱を発生するのみであり，尿中窒素量には無関係である．運動のエネルギーは脂肪や糖からは得られない．しかし，このようなフォイトらの考えは，① 動物に激しい運動をさせても一定量のたんぱく質を摂取させている限り，尿中窒素は増加しないこと（リービッヒ仮説によれば，運動をさせるほどに運動に使用したたんぱく質が分解されるので，尿中窒素量は増えるはずであった），② 呼気の中の二酸化炭素の量は運動の程度に応じて増加すること（リービッヒの仮説では，運動に伴う二酸化炭素の排出増加についてはうまく説明できない）など，リービッヒの仮説では説明できない実験結果が現れてくるにつれ，変更を余儀なくされるようになっていった．

　そんな中，フィック，ウフィスリツェヌス，フランクランドらも，自分たちを被験者にして実験を試みた．低たんぱく質食を摂取しながらアルプスを登山し，実験前と実験後の尿中窒素を測定し，たんぱく質 1 g あたりの発熱量を求めて比較した．その結果，実験前と実験後とでほとんど違いはなかった（1866年）．これもリービッヒの仮説では説明できない結果であった．

　このほかにも，リービッヒ仮説の反証となる実験結果が相次いで報告されるようになり，アメリカのチッテンデン（1856 ～ 1943）は，異なる身体条件下でヒトのたんぱく質摂取と窒素排泄のデータを集め，数カ月にも及ぶ低たんぱく質食は体格や身体能力に何ら悪影響を与えないことを報告した（1904年）．この報告がリービッヒ仮説を完全に否定する歴史的な研究であると評価が高い．しかしながら，リービッヒ仮説を証明すべく，いろいろな方法で実験研究が行われたことによってエネルギー代謝の基礎研究が進展したことも事実であろう．

（3）エネルギー代謝量の測定

　論争が続く中でも，たんぱく質，糖質，脂肪の三大栄養素が体内で代謝され，熱量となるらしいことがわかってくると，呼吸で消費された酸素量と排出された二酸化炭素量との関係（呼吸商）からエネルギー代謝量を測定してみようという流れが起きてきた．

　リービッヒ門下のペーテンコーフェル（1818 ～ 1901）は，動物やヒトを入れることのできる呼吸計測装置を作製し，共同研究者のフォイト（1831 ～ 1908）とともに，ヒト，動物につき，たんぱく質，糖質，脂肪が体内で代謝されるときの呼吸商を測定し，間接熱量計測を可能にした．

フォイトの弟子のルブナー（1854～1932）は，こうした研究を引き継ぎ，
1878年たんぱく質が脂肪の代わりにエネルギーになりうることを証明し，
エネルギー源として糖と脂肪とは交換しうるものであること，すなわち，
100 kcalの脂肪と100 kcalの糖とは栄養学上等価であること（エネルギー
等価の法則）を見出した．続いて，彼は，糖，脂肪，たんぱく質は1gあ
たり，それぞれ，4.1 kcal，9.3 kcal，4.1 kcalのエネルギーを産出すると定
めた（1878年）．さらに，イヌを用いて食事摂取が代謝に及ぼす影響を調
べ，イヌが肉100 kcalを摂取すると食事を摂っていないときに比べ30 kcal
だけ熱の発生量が増すこと，ショ糖100 kcalの摂取では5.8 kcal，脂肪
100 kcal摂取では4.0 kcalの増加が認められることを明らかにし，この効
果を特異動的作用と名づけた．

こうしたドイツの代謝研究の伝統をペーテンコーフェル，ルブナーのも
とで学び，アメリカに持ち帰ってさらに発展させたのがアトウォーター
（1844～1907）である．彼は，カロリーメーターを改良して食品の含有熱
量を直接測定できるようにした．彼は，食品の成分およびその消化吸収率
からその食品の含有熱量を測定できるようにしようと考えた．消化吸収率
を考慮した実用的な栄養素のエネルギー量として糖，脂肪，たんぱく質が
1gあたりの熱量を4 kcal，9 kcal，4 kcalと定めてはどうかと提唱した
（1900年）．これらの数値はルブナーの算定した値にほぼ添っている．この
値はエネルギー換算係数（アトウォーター係数）として今日でも用いられ
ている．

例題

 次は三大栄養素についての記述である．正しいものはどれですか．

（1）リービッヒが立証したように，筋肉運動をするときには，運動している筋肉のたんぱく質が分
解されてエネルギー源となる．

（2）運動量が増えれば増えるほど，呼気中の二酸化炭素の排出量も増える．

（3）ベルナールは，イヌを使った実験で血液中に脂肪酸が存在することを見出した．

（4）糖質，脂肪，たんぱく質が燃焼するときに発生する熱量を世界で最初に測定したのはアト
ウォーターである．

 （1）と（2）が正しい．

（3）ベルナールがイヌを使った実験で見出したのは，血糖である．

（4）アトウォーターよりも前に，ルブナーが計測している．

4 微量栄養素の発見

　リービッヒとその後継者たちが継承した「ヒトにとって必要な栄養素は，食事から摂るたんぱく質，炭水化物，脂肪の三つである」とする学説は，学界に強い影響力を持ち，この考えに疑問を呈した学者もいたが，なかなか三大栄養素以外の栄養素の発見に結びつかなかった．今日知られる「欠乏症」で苦しむ人々の存在はすでに明らかであったにもかかわらず，栄養素の欠乏によって病気になるという概念が確立されるまでには時間がかかった．ヒトにとって欠かせない栄養素として，ビタミンと無機質（ミネラル）が発見された歴史は，欠乏症との闘いの歴史でもある．

（1）ビタミンの発見

　ビタミンは，今日では，微量でからだの働きを調節する栄養素として良く知られている．しかしながら，ほんの1世紀ほど前には，わが国にも，まだこの「微量」を十分に摂取できずに不健康な状態に苦しみ，命を落としていった名もない多くの人々がいたのである．

① 脚気の原因究明と撲滅に尽力した人々

　わが国において，江戸時代（17世紀から18世紀にかけて）に「江戸煩」として大流行し，明治維新以降も多くの民を苦しめた病気があった．浮腫，運動麻痺，感覚麻痺をおもな症状とし，ときにはショック状態になって急死するというこの病を脚気と言う．今日では，脚気はビタミンB₁の欠乏による病であることが広く知られているが，明治初期には，確たる病因論も治療法もなく篤い志を持った治療者をも悩ませていたのであった．

　明治政府は，国際社会における発言力を高めるため，急速な近代化を進めていたが，脚気の蔓延は近代化の大きな障害になりかねないと危機感を持ち，東京に脚気病院を設立した（1878年）．漢方医と洋方医との両方を招いてそれぞれの治療法を試みさせ，効果を比較したが，政府の期待に添うような治療成果は得られなかった．

　同じ頃，海軍の軍医であった高木兼寛（1849〜1920　図2.4）も，海軍病院に蔓延していた脚気の治療に苦慮していた．彼は，悩んだ末に，この病気の治療法や予防法の確立のためには，外国で基礎から学び直すしかないと考え，イギリスに留学した．5年間の留学から帰国したのち，高木は，脚気の病因として，伝染病説，中毒説，栄養説の三つが提出されていた中で，それらを参考にはしたが，自分なりの原因調査を始めていった．彼は，脚気の原因は兵士の摂る食事，すなわち兵食にあるのではないかと考えるに至る．遠洋航海で外国の港に停泊中は脚気患者が減り，航行を始めると再び患者が増えるという歴然とした事実があった．日本海軍の艦艇 龍驤

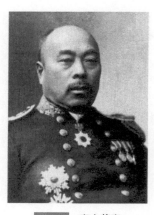

図2.4　高木兼寛

「高木兼寛とビタミン」，松田誠，東京慈恵会医科大学雑誌，**119**，177〜188（2004），p.178.

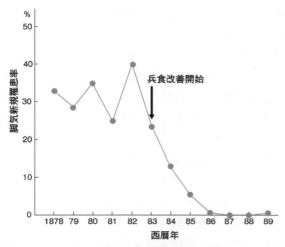

%

兵食改善開始

図2.5 海軍における脚気新規罹患者の推移（1878 ～ 1889 年）

は，ニュージーランド，ペルー，ハワイをめぐる 9 カ月間の航海において，乗員 376 名中 169 名の脚気罹患者を出し，うち 25 名も死亡した．しかし，ハワイで食料を入れ替えてからは一人の患者も出なかった．このような事実をヒントに，高木は日本海軍の米食中心の兵食には，洋食にある何かが欠けているのではないかと考えたのである．

　高木は，兵食を改善するためにある実験を試みた．遠洋航海に出る艦艇筑波にたんぱく質をより多く，炭水化物を少なくした洋食主体の兵食を満載して，龍驤と同じ航路の 9 カ月間の航海に出させてみた．果たして，改善食を摂らなかった者 14 名を除き，乗員 333 名中脚気罹患者はゼロであった．この成果を受け，高木は，1884 年，全海軍の兵食に洋食を取り入れた．続けて 1885 年からは麦食も取り入れ，やがて脚気を海軍から撲滅することに成功した（図 2.5）．

　高木の業績は，国内よりも海外で高く評価された．この成果がきっかけとなり，伝染病説の反撃を受けつつも，脚気栄養欠陥説がしだいに存在感を増していくことになる．高木は，抗脚気因子をたんぱく質に求めていたようであり，炭水化物に対してたんぱく質の比率が低すぎると脚気を発病すると考えていたようである．

　高木の兵食改善成功からやや遅れて，オランダ領バタビア（現インドネシアジャカルタ）の細菌病理学研究所で脚気の研究に取り組んでいたオランダのエイクマン（1858 ～ 1930　図 2.6）は，実験動物のニワトリがヒトの脚気によく似た病気（多発性神経炎）にかかっているのを発見した（1889 年）．

　このニワトリは，玄米を食べさせている間は何も起きなかったのに，残飯の白米を食べさせたところ発病した．エイクマンは，このニワトリの病気の発症メカニズムを実験によって明らかにすることを試みた．エイクマ

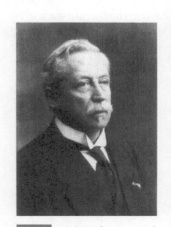

図2.6　クリスチャン・エイクマン

「高木兼寛とビタミン」，松田誠，東京慈恵会医科大学雑誌，**119**，177 ～ 188（2004），p.180.

ンも，高木の考えを基礎としており，脚気は白米による中毒症ではないか，米ぬかの中にはこの毒性物質を中和する何かが含まれているのではないか，その何かはたんぱく質以外の未知の物質であると発表した．

その後，フレインス（オランダ，1865 ～ 1944）がエイクマンの研究を引き継いだ．彼は，脚気の発病はたんぱく質とも，炭水化物ともまったく無関係であり，ただ脚気を予防する未知物質の不足によって発病するのではないかと結論した．これにエイクマンは反論し，二人の間の論争となったが，1906 年までにエイクマンがフレインスの説に同調するかたちで決着した．こののち，1929 年にエイクマンは，「抗神経炎ビタミンの発見」の功績によってノーベル生理学・医学賞を受賞することになる．受賞講演の中でエイクマンは高木兼寛の業績を高く評価したという．

こうした研究成果の延長上に，ほぼ同時期となった 1911 年のフンク，鈴木梅太郎のビタミン B_1 の発見がある．フンクは，米ぬかから鳩の脚気病に有効な物質を結晶化したと発表し，この物質が塩基性のもので一種のアミンと考えられたため，生命に必要な（vital）アミン（amine）という意味で，vitamine（ビタミン）と名づけた．他方，鈴木梅太郎も米ぬかから有効な成分を精製し，当初アベリ酸と名づけて発表したのち，oryzanin（オリザニン）と改名して発表した．しかし，この頃得られたものは，いずれも純品ではなかった．純品の結晶が得られるまでにはさらに 15 年の歳月が必要であった．

② 新たなビタミンの発見

ビタミンの発見後，マッカラムは，動物の飼育実験における動物の成長に必須の因子として脂溶性の物質と水溶性の物質とがあることを発見し，前者を脂溶性 A（fat soluble A），後者を水溶性 B（water soluble B）と呼ぶことを提案した（1915 年）．水溶性 B はフンクの発見した「ビタミン」に相当するものであった．

さらに，ドラモンドが壊血病の発症を予防する因子を野菜の中から発見したが，これは脂溶性 A，水溶性 B のどちらとも異なる物質であったので，水溶性 C と名づけた（1919 年）．

さて，水溶性 C を発見したのち，ドラモンドは，このような因子が今後も発見されてますます増えていくことを懸念した．そこで，これからは，動物の生存や成長に必須の因子をまとめてビタミンと呼ぶことにし，必ずしもアミンだけではないので，vitamine の語尾の e を削ってアミンの意を除き，vitamin A，B，C……と呼ぶことを提案した（1920 年）．

こののち，くる病の予防因子としてビタミン D が発見され（1920 年），水溶性ビタミン B も単一でないことがわかってビタミン B_1，B_2 の呼称が生まれた（1927 年）．

このように，ビタミン研究が盛んになるにつれ，今日の私たちが知るビ

ワンポイント

純品

生体試料からある物質を分離・精製するためには，クロマトグラフィーを繰り返し，混在する夾雑物を順次除く作業を行う．この過程で目的とする物質が占める割合がだんだんと高くなり，100％に近づいていく．純度が可能な限り 100％に近くなった最終的な精製品を純品と呼ぶ．

2 章

タミンが次々と発見され，またその作用も当初考えられたものだけではないことが明らかになってきた．しかしながら，こうして概括してくると，ビタミン発見の原点は脚気を撲滅するための病因究明にあり，ビタミン発見の歴史は脚気とともにあったと言っても過言ではない．

（2）無機質（ミネラル）の発見

　私たちのからだにとって必要な無機質（ミネラル）の多数を占めるのは金属元素である．したがって，物質としては早くから発見されていたものが多い．

　しかしながら，金属元素のうち，古代の文献から登場するものは，「七金」（金，銀，銅，鉛，錫，鉄，水銀）であり，この中で栄養素の無機質（ミネラル）として扱われているものは，銅と鉄くらいである．

　わが国は，1950年代から1970年代にかけて，水俣病（原因：有機水銀），イタイイタイ病（原因：カドミウム）などの公害病や森永ヒ素ミルク事件（原因：ヒ素の粉ミルクへの混入）といった大きな社会問題を経験した．その負の影響が残り，重金属に対するネガティブなイメージがつきまとい，ミネラル分野の栄養学的研究発展の妨げになっていたといういきさつがある．しかし，重金属の中にも栄養素として重要なものがいくつかある．

　ここでは，国際的に見て普遍的で患者数が多いミネラル欠乏症と，限定された地域にのみ発生したユニークな欠乏症とから，鉄とセレンという二つのミネラルがヒトにとって必須の栄養素であることが明らかにされた歴史を取り上げてみる．

① 鉄の必要性への認識の高まり

　人類が初めて出会った金属は鉄であるという．紀元前5000年頃には，エジプトやアッシリアでは，おそらく不純物がたくさん含まれてはいただろうが，すでに鉄を精錬していたようである．

　紀元頃，今から2000年くらい前の時点では，鉄はもっとも硬い金属として知られており，さまざまな道具や武器製造のために頻繁に使われた．ヒトの健康維持のために鉄が必要であることは，早くも古代ギリシャ時代（紀元前2000年から紀元くらいまで）から理解されていたようである．ヒポクラテスが貧血を鉄欠乏症によるものと考え，その治療に鉄を用いていたとされることにその片鱗が伺える．

　鉄欠乏性貧血は，栄養素が関与する貧血の中でもっとも割合が高く，発展途上国を始めとして世界的に発症率が高いものである．萎黄病と呼ばれた貧血は，16世紀にライプチッヒ大学（ドイツ）のランゲによって *morbus virgineus*（おとめの病）と名づけられたことに象徴されるように，思春期の女性に多い疾患だったようである．この点は今日でも同様であり，貧血自体の罹患者は若い女性に限らないが，貧血は若い女性が抱える健康

ワンポイント

重金属
比重が4〜5以上の金属元素をいう．代表的なものは，鉄，鉛，金，白金，銀，銅，クロム，カドミウム，水銀，亜鉛，ヒ素，マンガン，コバルト，ニッケル，モリブデン，タングステン，錫，ビスマスなど．ただし，金，白金，銀は貴金属として扱われることが多い．
このうち，鉄，銅，クロム，亜鉛，マンガン，コバルト，モリブデンは，栄養素として扱われている．

問題の中では頻度の高いものである．ランゲは貧血を月経にまつわるものと考えていたようで，彼の治療法は，「できるだけ早く結婚して妊娠すること」であったという．当時，貧血の結果として青白い顔をした若い女性が多かったのか，その顔色からこの病は"green sickness"とも呼ばれ，画家たちが描く女性の顔も青白い傾向が強かったそうである．栄養素の欠乏症が芸術にまで少なからず影響を与えていたようである．

　近代科学が発展してきた19世紀の半ば頃になると，萎黄病は神経系の病気として捉えられるようになった．この病気にかかる者が女性に偏っていたため，性差が主たる原因かのように考えられたこともあった．栄養素の不足によるものという本質的な原因が明らかになるまでにはなかなか至らなかった．当時，医学校へ進学できるのは男子に限られていたため，治療する医師たちは男性で占められていたという社会的な背景も本質的な理解への努力の妨げになったようである．

② 無機鉄でも貧血治療に有効である

　そんな中でも，1832年にブラウド（フランス）が，硫化鉄入りの薬剤で萎黄病の治療を試みている．1日150 mgの硫化鉄で治療の成果があったと報告している．しかしながら，この成果の報告があってもなお，萎黄病が食事性の鉄欠乏によるものであるという考えが広く認められるには至らなかった．それまでヒトの体内では，有機化合物に結合した鉄（有機鉄）だけが利用できると信じられていたため，無機鉄を使用したこと自体への理解不足があったと思われる．また，当時はまだ，無機鉄の腸管における吸収のしくみが良く理解されておらず，どのくらいの鉄が吸収されるのかを測定する方法も確立していなかったこともブラウドの報告があまり顧みられなかった一因だったようである．

　その後，1880年代になって，バーゼル大学（スイス）のフォン・ブンゲ（1844〜1920）は，食事性の有機鉄のみが萎黄病の治療に効果的であると報告した（1885，1889年）．有機鉄の有力な供給源は肉であったため，菜食主義者たちと論争することもあった．彼には，「人は食事から十分に栄養素を摂れていれば健康でいられるのではないか」という信念があった．しかしながら，後年，患者によっては，腸内細菌が産生する硫化水素によって有機鉄が捕捉されてしまい，吸収されないこともあることを理解し，サプリメントで補う無機鉄の効果も認めている．

　こうした研究成果を受け，エジンバラ大学（イギリス）のストックマン（1861〜1946）は，無機鉄を用いた実験的な治療を試みた．32 mgのクエン酸鉄を皮下注射で3人の若い女性患者に10日間投与したところ，血中のヘモグロビン濃度が正常値の44%（投与開始前）から52%に上昇していた．24日後には72%にまで改善した．続いて，別の4人の患者に550 mgの硫化鉄（硫化水素と結合しないようムコ多糖を混ぜたカプセル

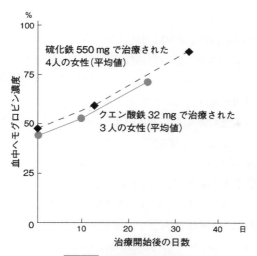

図2.7   無機鉄の臨床効果

鉄は酸素を運搬するヘモグロビンの重要な構成素である．鉄欠乏性貧血の患者は，鉄不足のためにヘモグロビンを十分につくれない．そこで，血液中のヘモグロビン濃度を測定することが貧血の程度の目安になる．

図は，無機の鉄を貧血の女性患者に使用した結果を示している．どちらも治療開始後，時間経過につれて血中ヘモグロビン濃度が上昇していることがわかる．●はクエン酸鉄32 mg／日（皮下注射）で治療した結果を，◆は硫化鉄550 mg／日（ケラチンカプセル入り）で治療した結果を示している．

入りのものを経口投与）を約1カ月間投与してみたところ，12日後にはヘモグロビン濃度は正常値の48%から60%に，33日後には84%にまで回復していた（図2.7）．

彼は，腸内から硫化水素を取り除く効果があると考えられていた二酸化ビスマスと二酸化マンガンを同様に別の貧血患者に投与してみたが，ヘモグロビン濃度は投与開始前の値からほとんど変化せず，効果がないことが示された（1893年）．これによって，腸内に発生する硫化水素は萎黄病の治療とは無関係であることが証明された．さらに，無機鉄であっても有用な栄養素であり，萎黄病の治療手段になりうることが実証されたことになる．2年後にストックマンは，若い女性に多い萎黄病は食事からの鉄分の摂取不足で説明できるとし，成長に加えて月経による喪失を考慮して鉄分を積極的に摂取することが重要であると説いた．フォン・ブンゲと同様に，鉄分の供給源としての肉を重視し，若い女性たちがパン中心の少量の食事しか摂らない傾向を憂慮していたようである．これは，現代にも通じる傾向であり，1世紀以上も前の研究者たちの警告に私たちも耳を傾ける必要があるのではないだろうか．

③ 中国の風土病：克山病の発見からセレンの必要性への認識の高まり

このように，古くから人類の普遍的な問題であったミネラル欠乏症のほか，地球上の限られた地域でのみ知られていた「風土病」のようなものも

ある.

1935 年，中国東北部の黒竜江省克山県で発見された中国三大風土病の一つ克山病(こつざんびょう)は，おもな症状がうっ血性心筋症（心臓の病気）であり，当時の満州医科大学の三浦，原らによって，慢性の一酸化炭素中毒ではないか，いや，ウイルス性心筋炎ではないかと言われた．しかし，血中セレン濃度が低いことや，発生地域の作物および土壌のセレン濃度が低いことなどから，セレン欠乏による栄養障害ではないかと考えられるようになった．そして，1979 年に亜セレン酸として，セレンを予防的に投与するという大規模な疫学研究が行われた結果，克山病の発生，死亡例を著しく減らすことができたため，「セレン欠乏による栄養障害説」が正しいことが示された．

そもそもセレンの生理作用が注目され始めたきっかけは，1957 年にシュワルツとフォルツがラット（実験用のネズミ）において，ビタミン E 欠乏で起こる肝臓の壊死が食餌中の微量のセレンにより防止できるという成果を発表したことにあった．1969 年にトンプソンとスコットが，セレンはほ乳類では必須な微量元素であることを明らかにした．続いてセレンがグルタチオンペルオキシダーゼの構成要素であり，過酸化反応を抑制する働きをすることが明らかになって微量栄養素としての地位が確立した．過酸化反応を抑える抗酸化作用には老化や発がんを抑制する可能性があると報告されて以来，抗酸化作用のある物質を積極的に食生活に取り入れようという動きも盛んである．目下，セレンはビタミン E と組み合わせて発がん抑制に対する有効性の試験に用いられてもいる．

5 現代社会が抱える栄養問題

戦後，わが国は，その食糧事情や食文化・食習慣において，短期間の間に大きな変化を経験した．21 世紀初頭の今日，どちらかといえば，「過剰」の問題の存在感が大きいが，「欠乏」の問題も同居していることを忘れてはならない．集団の抱える問題のありかが両極に分かれるとき，もっとも解決が難しくなる．現代とはそうした時代でもある．

(1) メタボリックシンドローム

さて，「メタボ」と略されてしまう「メタボリックシンドローム（内臓脂肪症候群）」は 2006 年度の流行語にもなったが，メタボリックシンドロームという病態が一般にきちんと理解されているかと問えば，やや心もとない感を受けるのが現状である．たとえば，「胃がん」はほぼ原因が特定されたれっきとした疾患であり，そのまま疾患名であるが，「メタボリックシンドローム」という疾患があるわけではない．現段階では，病的な状態

（病態）を規定した概念程度のものにすぎない．「メタボリックシンドローム」という概念が生まれてきた経緯をたどってみよう．

第二次世界大戦後，科学の発展の舞台はヨーロッパからアメリカに移った．ファストフード文化がアメリカから世界に広まったのと同様に，医学・医療分野においても，アメリカにおける問題やその解決に至る考え方などの多くがそのまま世界に広まったような感を受ける．

メタボリックシンドロームの起源は，1980年代後半に遡る．

第二次世界大戦後，アメリカを始めとする西側諸国は経済的に豊かになり，栄養状態も良好になってきた．しかし，その結果として，肥満や動脈硬化の増加が問題視されるようになった．わが国では，「飽食の時代」ということばが生まれ，これらの変化を批判的に捉える論調も現れるようになる．1990年代には，アメリカでは，2人に1人が肥満と言われるほどになった．アメリカでは heart attack（心臓発作）による死が死因のトップを占めるようになった．

1970年にインスリン抵抗性（細胞，臓器，個体レベルでインスリンの諸作用を得るのに通常の量以上のインスリンが必要な状態）が定義されたが，1980年代には，肥満，動脈硬化，インスリン抵抗性，高血圧，糖代謝異常，脂質異常症（高脂血症）などの，私たちが今日抱えている問題が注目されるようになった．こうした個々の病態は，一人の個人に複数が同居するかたちをとることが多く，個々に理解するよりも共通の軸により包括的に理解しようという試みにつながっていったものと推察できる．

具体的な動きとして，まず，1988年にリーベンが「シンドローム X」として，高血圧・糖代謝異常・脂質代謝異常がインスリン抵抗性を基礎に集積して，心血管疾患を引き起こすという学説を発表した．わが国では，1980年代の初め頃から，大阪大学の松沢らによって，「マルチプルリスクファクター症候群」（内臓脂肪が蓄積した状態の肥満では，脂質異常症，耐糖能異常，高血圧という病態を併せ持ち，インスリン抵抗性も強い状態）という概念が提唱されている．

1989年にカプランは高血圧・糖代謝異常・脂質代謝異常＋男性型肥満という状態を「死の四重奏」（Deadly Quartet）と命名した．リーベンやカプランらは，インスリン抵抗性をもっとも基礎として考えているようであった．

国際的には，リーベンやカプランの考えが基本となって，こうした病態をどのように理解するか，その病態概念の整理に向かった．

1998年，WHOは「メタボリックシンドローム」という名称を提唱し，その「診断基準」を発表した．「メタボリック」とは「代謝」を意味する．肥満，動脈硬化，インスリン抵抗性，高血圧，糖代謝異常，脂質異常症といった病態は，いずれも「代謝」に不具合が起きて生じるものである．し

ワンポイント

倹約（節約）遺伝子説

現生人類が地球上に誕生してからの長い歴史は，そのほとんどが飢餓との闘いの歴史である．したがって，もともと人類は飢餓に強い体質を持っており，飢餓に備えて体内に取り込んだ栄養成分を倹約しながら消費するような遺伝的性質を持っているとする仮説が生まれた．飢餓にさらされることの多かった時代や社会においては，この遺伝子を持っている方が生存に有利であった．しかし，食糧が豊富で身体活動強度も軽くなった現代社会においては，この遺伝子の働きによって，過剰なエネルギーを脂肪として蓄積する傾向が強まり，肥満の増加や肥満に伴う糖尿病などの生活習慣病の増加が問題視されるようになった．実際には，糖質・脂質代謝にかかわる数十種類の遺伝子が同定されている．

栄養学のあゆみ

かし，日本語では「代謝症候群」とは呼ばず，「内臓脂肪症候群」と呼ぶ．ここに，日本の研究者たちが内臓脂肪の蓄積を重視していることが伺える．

　これ以降，より良い「診断基準」をめざして，複数の「診断基準」（案）が世界の各機関から提唱されることになる．いつの間にか，「診断基準」のうち，もっともわかりやすい「腹囲」だけが一人歩きするようになっていった．わが国においては，欧米諸国の診断基準と異なっていたこともあり，最初から「腹囲」に的を絞った論争が起きた．「診断基準」はあくまでも一つの基準，物差しにすぎない．どんな疾患においても，完全な「診断基準」などあり得ず，絶対的な力を持つものではないということが忘れられてしまったきらいがあった．さらに，「メタボ」と略してしまえば，「代謝」という意味ですらなく，ただの記号にすぎない．それだけでも，一般の人々には何のことだがわかりにくい上，診断基準をめぐる無意味な混乱があっては，一般の人々に「メタボ」は単に太っていることであると誤解されても仕方がないことかもしれない．こうした誤解は当事者だけでなく，周囲の人間にとっても不幸なことではないだろうか．

　さて，複数の機関による「診断基準」（案）策定の具体的な動きをまとめてみよう．まず，2001 年に国立コレステロール教育プログラム（NCEP）は，Adult treatment Panel（ATP）-Ⅲ診断基準を策定した．

　2005 年になると，診断基準をめぐっていくつかの動きが出てくる．まず，国際糖尿病連盟（IDF）が，腹部肥満を必須項目とするメタボリックシンドロームの世界統一診断基準を作成した．これとは別に，アメリカ循環器学会と国立心臓肺血液研究所は，IDF 診断基準よりも国立コレステロー

表2.3　**各種学術団体が公表しているメタボリックシンドロームの診断基準**

日本肥満学会（JASSO）（2005 年）	国際糖尿病連合（IDF）（2005 年）	改訂 NCEP-ATP Ⅲ基準（2005 年）	九州大学（久山町研究グループ）の提案（2006 年）	腹囲を CRP に置換した提案（2006 年）
・腹囲男性 85 cm，女性 90 cm 以上が必須．かつ ・血圧 130/85 mmHg 以上． ・中性脂肪 150 mg/dL 以上，または HDLc 40 mg/dL 未満． ・血糖 110 mg/dL 以上．の 3 項目中 2 項目以上．	・腹囲男性 90 cm，女性 80 cm 以上が必須．かつ ・血圧 130/85 mmHg 以上． ・中性脂肪 150 mg/dL 以上． ・HDLc 男性 40 mg/dL，女性 50 mg/dL 未満． ・血糖 100 mg/dL 以上．の 4 項目中 2 項目以上．	・腹囲男性 90 cm，女性 80 cm 以上． ・血圧 130/85 mmHg 以上． ・中性脂肪 150 mg/dL 以上． ・HDLc 男性 40 mg/dL，女性 50 mg/dL 未満． ・血糖 100 mg/dL 以上．の 5 項目中 3 項目以上．	JASSO 基準の腹囲を男性 90 cm，女性 80 cm 以上に置換したもの．	改訂 NCEP-ATP Ⅲの腹囲基準をやめ，代わりに CRP 0.65 mg/L 以上としたもの．

CRP：C 反応性たんぱく質．体内で炎症や組織細胞の破壊が起こっているときに血中に増えるたんぱく質．
HDLc：HDL-コレステロール．

2 章

ル教育プログラム（NCEP）の作成した Adult treatment Panel（ATP）-III診断基準のほうがすぐれているという共同声明を発表した．さらに同年，アメリカ糖尿病学会とヨーロッパ糖尿病学会は，どの診断基準も問題であり，人々に安易にメタボリックシンドロームというレッテルを貼ってはいけない，という共同声明を発表している．

　2005年以降に提唱された診断基準を表に示すので，比較して見ていただきたい（表2.3）．

　アメリカでは，2005年以降，「メタボリックシンドローム」に気をつけることで，どの程度心脈管疾患や糖尿病を減らすことができるのか，という根本的な点についてその効果の検証がなされてきている．生活習慣を変えたり，薬物治療を受けたりすることで短期的な予防効果は認められているようであるが，長期にわたって効果が持続するものかどうかの評価は，今後のエビデンスの蓄積次第である．

（2）痛風

　圧倒的に男性に多い病気として知られてきたが，近年女性の患者も増加しているという．「風が吹いても痛い」と文字通り，おもに「足の痛み」として発症することが多く，今日では，尿酸-ナトリウムの結晶が沈着することにより引き起こされる急性関節炎であることが明らかにされている．尿酸は核酸のプリン塩基の代謝産物であるため，プリン塩基を豊富に含む食品（ビール，肉類）の過剰摂取を含めた生活習慣との関連が深いことも広く知られている疾患である．わが国ではまれな疾患であったが，生活習慣の変化に合わせるように，1960年代以降患者数が増加している．

　この病はかなり古くから知られており，紀元前2640年頃の古代エジプト人が足部に痛みを伴う急性関節炎として同定している．のちに，紀元前400年頃のヒポクラテスによって"podagra"（足痛風）と名づけられた．彼は，この疾患を「歩けなくなる病気」であると記した．さらに，不摂生な生活習慣との関連を考察し，貧しい人々に多く見られた関節炎のリュウマチと対比させ，痛風を「富裕層の関節炎」であるとし，両者を区別した．

　痛風の英語名が"Gout"（「滴」という意味のラテン語 gutta に由来する）と名づけられた頃（12世紀初頭）は，まだガレノスの四体液説が絶対的な力を持っていたので，痛風は，ある条件下で四体液の平衡が崩れ，平衡が崩れた体液が関節に一滴一滴侵入することによって痛みや炎症が起こる病であると考えられていた．後年，「英国のヒポクラテス」とも呼ばれたすぐれた臨床医のトーマス・シデナム（1624～1689）は，自身も痛風に罹患し，そのつらさを切々と綴っている．ほぼ，今日の痛風の症状と同じである．

「夜明け前に痛みで起こされる。たいがい，足の親指の痛みだが，ときにはかかとや足首が痛むこともある。まるで骨がどうにかなっているかのようだ。そしてしばらくすると，寒気や震えが襲ってくる。熱が出てくるのだ。その痛みときたら……，最初は穏やかだが，だんだん激しくなり，しまいには着ているものの重さにも耐えられなくなる。」

　痛風は，早くから，「美食」や「アルコールの飲みすぎ」といった生活習慣と密接にかかわっていることは推測されており，マケドニアのアレキサンダー大王，神聖ローマ帝国のカルロス五世，プロシア国王フリードリヒ，フランスのルイ十四世，宗教改革のマルチン・ルター，清教徒革命のクロムウェル，ミケランジェロ，レオナルド・ダ・ビンチ，ダンテ，ゲーテ，スタンダール，モーパッサン，ニュートン，ダーウィンなど世界史上の有名な人物がこの病を持っていたという。

　本格的な病因究明が進んだのは 18 世紀後半以降である。スウェーデンの化学者シェーレが尿酸を分離同定し（1776 年），イギリスのウォラストンは，痛風結節が尿酸塩の結晶であることを報告した（1797 年）。その 50 年後には，ガロド（イギリス）が血清と尿中の尿酸濃度の定量法を考案し，血清尿酸濃度と痛風の発作の関連を調べ，尿酸塩の沈着が痛風の原因と考えて良いのではないかと示唆している。そののちも，尿酸塩の沈着を支持するデータが報告され，マッカーシーとホーランダーによって，1961 年に関節液中の尿酸-ナトリウムの結晶が痛風を起こすことが証明された。

　病が戦争に大きな影響を与えた事例は多々あるが，痛風は，アメリカ独立戦争（1775 ～ 1783 年）に影響を与えたという見方があるので紹介しておきたい。ジョージ 3 世治世下のイギリスで首相を務めたウィリアム・ピット伯は痛風を患っており，療養のためしばしば休養を取る必要があった。アメリカ独立戦争の発端となった印紙法制定（1765 年）による植民地からの税収増をはかる企てにピット自身は反対であり，議会でも反対演説を述べている。しかし，あいにく彼が痛風のために休養していた間に法案は議会で可決されてしまった。結果的に，この法案は植民地アメリカの反発により撤廃されたが，別の課税法（茶法）が 1773 年にまたしてもピットが痛風で療養していた間に議会で可決され，これに反発したアメリカではボストン茶会事件（本国のイギリス議会の植民地政策に憤慨した植民地商人組織が港に停泊中のイギリス船に侵入し，東インド会社の船荷の紅茶箱をボストン湾に投棄した事件）が勃発した。ピットは，植民地側のベンジャミン・フランクリンと協力してイギリス議会と植民地アメリカとの和解に尽力したが力が及ばなかった。国王が植民地への課税に積極的だったことから，ピットに健康上の問題がなかったとしてもアメリカ独立に至る戦争は避けられなかったかもしれないが，もし，ピットに健康面の不安が

なく，そのリーダーシップが盤石であったら，果たしてアメリカ合衆国は
誕生していただろうか．

(3) 摂食障害

　メタボリックシンドロームが肥満と関係の深い病態であるのに対し，摂
食障害は，肥満とやせの双方に深くかかわる病態である．関連学会・団体
などの啓発活動の結果，一般にも知識が普及してきたが，依然として患者
の増加に対し，支援体制の整備が追いついていないため，難治性疾患であ
ることに変わりない．ここに，この難治性疾患の発見に至る歴史的背景を

表2.4　**摂食障害の診断基準（DSM-5 による）**

神経性やせ症（神経性無食欲症）	神経性過食症（神経性大食症）
A 必要量と比べてカロリー摂取を制限し，年齢，性別，成長曲線，身体的健康状態に対する**有意に低い体重**に至る．有意に低い体重とは，正常の下限を下回る体重で，子どもまたは青年の場合は，期待される最低体重を下回ると定義される B 有意に低い体重であるにもかかわらず，体重増加または肥満になることに対する強い恐怖，または体重増加を妨げる持続した行動がある C 自分の体重または体型の体験の仕方における障害．自己評価に対する体重や体型の不相応な影響，または現在の低体重の深刻さに対する認識の持続的欠如 次の二つのタイプのどちらであるかを特定する **摂食制限型**：過去3カ月間，むちゃ食い，あるいは排出行動（つまり，自己誘発性嘔吐または緩下剤・利尿薬または浣腸の乱用）の反復的エピソードがないこと **過食・排出型**：過去3カ月間，むちゃ食い，あるいは排出行動（つまり，自己誘発性嘔吐または緩下剤・利尿薬または浣腸の乱用）の反復的エピソードがあること 重症度はBMIで判断する 軽度：BMI ≧ 17 kg/m² 中等度：BMI 16 ～ 16.99 kg/m² 重度：BMI 15 ～ 15.99 kg/m² 最重度：BMI ＜ 15 kg/m² （BMI：ボディマス指数．肥満度を示す）	A 反復する過食エピソード．過食エピソードは以下の両方によって特徴づけられる (1) 他とはっきり区別される時間帯に（例：任意の2時間の中で）ほとんどの人が同様の状況で同様の時間内に食べる量よりも明らかに多い食物を食べる (2) そのエピソードの間は，食べることを抑制できないという感覚（例：食べるのをやめることができない．または，食べる物の種類や量を抑制できないという感覚） B 体重の増加を防ぐための反復する不適切な代償行動．たとえば自己誘発性嘔吐，緩下剤，利尿薬，その他の医薬品の乱用，絶食，過剰な運動など C 過食と不適切な代償行動がともに平均して3カ月間にわたって少なくとも週1回は起こっている D 自己評価が体型および体重の影響を過度に受けている E その障害は，神経性やせ症のエピソードの期間にのみ起こるものではない 重症度の特定 軽度：不適切な代償行動のエピソードが週に平均して1～3回 中等度：不適切な代償行動のエピソードが週に平均して4～7回 重度：不適切な代償行動のエピソードが週に平均して8～13回 最重度：不適切な代償行動のエピソードが週に平均して14回以上

紹介しておきたい.

　古代より「自発的飢餓」と呼べる状態が存在していたことが知られている. 宗教と結びついた「断食」だけでなく, 古代エジプトやギリシャに, 下剤や自己誘発性嘔吐 (または排便) により病気を治療している例が文献として残されている.

　下剤での浄化は広く用いられた治療法でもあり, 中世までのヨーロッパでそれは増加した. 17 世紀には吐剤や下剤による浄化はもっとも一般的な治療法となった.

　しかし, 17 世紀以降,「断食」は世俗化し, 生計を立てるための手段 (空腹芸人の登場) や主義・主張を通すための手段 (ハンガーストライキ) となった.

　今日知られているような診断基準 (アメリカ精神医学会策定 DSM-5 による. 表 2.4) で規定されている摂食障害の最初の症例は, 1689 年モートン (イギリス) が報告している. いわゆる拒食症 (神経性やせ症) の症例と見られている. 神経性やせ症は, 極度のやせを伴うため 19 世紀から本格的な医療の対象とされてきたが, いわゆる過食症 (神経性過食症) については, 体型的には目立たない症例が多く, 医療の対象となることも研究の始まりも遅れた. 本格的な研究成果の蓄積は 20 世紀後半になってから進んだ.

　神経性過食症に関する世界で初めての報告は, 1950 年代から拒食症患者の治療にかかわってきたイギリスのラッセルによるものである. 彼は, 1970 年代から過食嘔吐を主症状とする患者が増え始めたことに着目し, その病態を考察した. 約 30 年前の 1979 年, 世界で初めての過食症に関する論文が世に出たのである. 1950 ～ 1960 年代には, 摂食障害を研究する者がほとんどおらず, 専門の研究会もなく, かろうじて栄養関係の国際会議に発表したが, ほとんど注目されることもなかったという. 時代は下って今日ではどうであろうか. 神経性過食症の患者数は神経性やせ症の 2 ～ 5 倍にのぼり, 神経性やせ症患者の中でも拒食と過食嘔吐の双方の症状を併せ持つ者のほうが多数を占めるように変化してきている. 国際的に見て, むちゃ食い (過食) のみの症状を呈する患者も少しずつ増加している, あるいは, 男性患者も少しずつ増加しているなどの変化も見られる. アメリカでは, 症状はむちゃ食い (過食) のみで, 結果として著しい肥満を呈する患者の増加が問題視されている.

　かねてより, アメリカ精神医学会では, 摂食障害をこれまでの拒食症, 過食症に加えて, むちゃ食いをするが嘔吐などの代償行動をとらない「むちゃ食い症候群」の三つに分類する方向で検討してきた. 2013 年に公表された新しい診断基準 DSM-5 では,「むちゃ食い症候群」は「過食性障害」として独立項目に位置づけられている.

ワンポイント
精神疾患の診断基準
DSM (Diagnostic and Statistical Manual of Mental Disorders) は, アメリカ精神医学会が策定したもので, 改定を重ねて 2013 年より DSM-5 が使用されている. 摂食障害の項目について見ると, DSM-IV までは「その他の摂食障害」として扱われていた「むちゃ食い障害」が独立項目になった. 日本語版では, anorexia nervosa (AN) の訳語が神経性やせ症に変わり, bulimia nervosa (BN) は神経性過食症に変えられた. 診断基準に初めて重症度の目安が数値 (神経性やせ症：BMI, 神経性過食症：過食嘔吐などの頻度) で表現されるようになった.

あらゆる「疾患」において，治療手段を決定するために診断は必要であるが，診断そのものが目的になっていないか，安易な診断の結果，不適切な治療がなされていないか，患者自ら責任を持って確認する必要がある．とりわけ，どこからが正常でどこからが「異常」であるのか，「症状」の線引きがもともと難しい精神的な問題については注意が必要である．

練習問題

1 脚気についての記述である．正しいものはどれですか．→ p. 26 〜 28 参照
 (1) 脚気の原因は細菌感染であった．
 (2) エイクマンがニワトリの多発性神経炎の原因因子として考えたものと，高木兼寛が脚気の原因として考えたものとはほぼ一致していた．
 (3) 森林太郎は兵食改善によって海軍に蔓延していた脚気を撲滅させた．
 (4) ビタミン B_1 の結晶化に世界で初めて成功したのはフォイトである．

2 メタボリックシンドロームについての記述である．正しいものはどれですか．→ p. 32 〜 35 参照
 (1) メタボリックシンドロームは肥満を指す．
 (2) 1998 年に WHO が提唱した概念である．
 (3) 診断基準は，腹囲，血圧，血中中性脂肪，血糖値の 4 項目で構成され，すべての項目で基準を満たす必要がある．
 (4) 身長が高い人の方がメタボリックシンドロームと判定されにくい．

3 摂食障害についての記述である．正しいものはどれですか．→ p. 37 〜 39 参照
 (1) 神経性やせ症（拒食症）はやせているが，神経性過食症（過食症）は太っている．
 (2) この頃食べ過ぎているので，過食症だと思う．
 (3) 神経性やせ症（拒食症）の患者は長期間月経のないことが多い．
 (4) 神経性やせ症（拒食症）の患者数の方が圧倒的に多く，神経性過食症（過食症）の患者数の 2 〜 5 倍にのぼる．

4 古代の生命観についての記述である．正しいものはどれですか．→ p. 12 〜 16 参照
 (1) ガレノスの「プネウマ理論」は，ヨーロッパの学界に 1000 年にも及ぶ影響を残した．
 (2) 西洋の「プネウマ」に相当するものは，東洋においては「営」である．
 (3) ガレノスは，動脈血と静脈血とが混じり合って循環することをすでに見出していた．
 (4) ギリシャ人たちの考えた四元素説に相当する古代中国の考えを五臓六腑という．

3章

栄養素とその働き

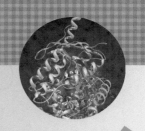

・・・・・・・・・・・・・・・・・ CHAPTER GUIDANCE & KEYWORD ・・・・・・・・・・・・・・・・

　私たち動物は食物（有機物）を摂取しなければ生きていくことができません．摂取する食物にはいろいろな物質が含まれていますが，その中で生きるために必要なものを栄養素と言います．エネルギー源となる糖質，脂質，たんぱく質は三大栄養素，ビタミン，無機質（ミネラル）を含めると五大栄養素と呼ばれます．それぞれの栄養素は，エネルギーのもとになる，からだをつくる材料になる，身体機能を調節する，などの働きを持っていて，ここではそれらの栄養素について詳しく学びます．

3章の
キーワード

- □ 単糖類　□ 少糖類　□ 多糖類　□ 血糖　□ トリアシルグリセロール
- □ 脂肪酸　□ 飽和脂肪酸　□ 不飽和脂肪酸（一価　多価　n-3系　n-6系）
- □ 必須脂肪酸　□ リン脂質　□ コレステロール　□ キロミクロン
- □ 脂肪エネルギー比率　□ アミノ酸　□ ペプチド　□ 不可欠アミノ酸
- □ アミノ酸評点パターン　□ アミノ酸の補足効果
- □ エネルギー産生栄養素バランス　□ 水溶性ビタミン　□ 脂溶性ビタミン
- □ 補酵素　□ 補因子　□ 抗酸化作用　□ 欠乏症　□ 過剰症

1 エネルギーになる栄養素とその働き

　エネルギーとは，物を動かしたり，変化させたり，温めたりするための潜在的に持っている能力であり「変化や活動を引き起こすことのできる潜在力」ということができる．私たちが生命を維持し活動するためにはエネルギーが必要で，私たちはそれを食べ物から摂取して得ている．自動車はガソリンをエネルギー源として使うが，動かなければガソリンを消費しな

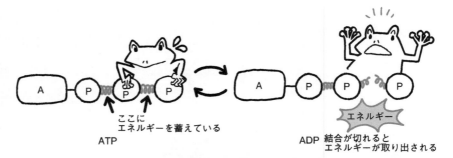

ここに
エネルギーを蓄えている

ATP

エネルギー

ADP 結合が切れると
エネルギーが取り出される

ATP は生体の「エネルギー通貨」

 ワンポイント

エネルギーの単位

エネルギーの単位として，栄養学では通常キロカロリー（kcal）を用いる．1 kcal は，1リットルの水を1℃上昇させる（14.5℃から15.5℃に）のに必要な熱量である．多くの国際機関ではエネルギーの単位をkJにすることを推奨しており，最近は食品のエネルギーの単位をkJで示すことも増えてきた．1 kcal＝1000 cal＝4.184 kJ（p.146 も参照）

い．しかし，私たちはたとえ動かなくても空腹になる．これは呼吸し，心臓を始めとする内臓を動かし，体温を保つなど，全身の細胞がさまざまな生命活動，つまり仕事を行いエネルギーを消費しているからである．

私たちは摂取した栄養素からエネルギーを取り出している．栄養素から摂取したエネルギーはアデノシン三リン酸（ATP）という化合物のかたちで供給される．ATP は結合しているリン酸を1個はずしてアデノシン二リン酸（ADP）となるときに，エネルギーを放出する．ADP は食べ物の持つエネルギーを使って ATP に戻され，また利用される．ATP は TCA 回路（クエン酸サイクル，クレブス回路とも言う）と電子伝達系と呼ばれる反応で生成される．このとき消費されるのが糖質，脂質，たんぱく質である．

糖質，脂質，たんぱく質はどれもエネルギー源になる（図 3.1）．1日の総摂取エネルギーに対するそれぞれの割合（エネルギー産生栄養素バランス）は糖質約 60%，脂質約 25%，たんぱく質約 15% である．これらが食事で同時に摂取された場合には糖質が優先的に利用され，ついで脂質が利

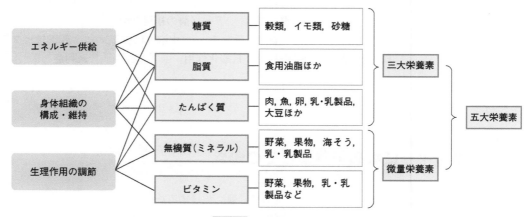

図 3.1 栄養素の働き

糖質，脂質，たんぱく質はエネルギー源となる．これらは1日に多量（数十グラム）必要とされるため，三大栄養素または多量栄養素と呼ばれる．また無機質（ミネラル）とビタミンは不可欠ではあるが，わずかの量しか必要でないため微量栄養素と呼ばれる．これらのほかに，水あるいは食物繊維のことを第六の栄養素と言うこともある．また近年，栄養素と同様に体内に吸収されて生体内で有用な働きをする成分が数多く見つかっている．これらは機能性非栄養成分と言われる．

用される．たんぱく質は基本的には体たんぱく質をつくる材料として利用
されるが，エネルギー源としても利用される．また食物を摂りすぎた場合，
余ったエネルギーは主として脂肪に変換されて体内に貯蔵される．

（1）糖質―もっとも重要なエネルギー源―

　地球上に現れてから数百万年もの間，人類は自然の動植物を探して食べ
る狩猟・採集の生活をしていたと考えられている．その後，食べられる植
物を選び栽培する方法，すなわち農耕が始まると，狩猟・採集に比べ狭い
地域でもたくさんの人の食料を得ることができるようになった．これが人
類の繁栄した理由の一つであると考えられている．栽培されたのはおもに
麦，米，トウモロコシなどの穀物とイモ類であり，炭水化物を多く含んで
いる．これらは今も私たちの主食である．

① 糖質とは

　糖質は私たちの主要なエネルギー源である．糖質は炭水化物の仲間で，
一般に「炭水化物」と言われることも多い．炭水化物は一般に化学式で
$C_n(H_2O)_m$ で表されるため「炭素」と「水」の化合物であるとされた．その
ため「炭水化物」と言われたが，この式にあてはまらない構造を持つ炭水
化物の仲間もある．

　栄養学ではヒトが消化吸収できる炭水化物を糖質，消化吸収できない炭
水化物を食物繊維と分類している．ヒトは糖質をおもなエネルギー源にし
ており，日本人は 1 日の消費エネルギーの約 60％を糖質から得ている．糖
質 1 g からは約 4 kcal のエネルギーが得られる．食品中に含まれる糖質に
は，グルコース（ブドウ糖），フルクトース（果糖）などの単糖類，マル
トース（麦芽糖），スクロース（ショ糖），ラクトース（乳糖）などの少糖
類，デンプンやグリコーゲンなどの多糖類がある．中でもデンプンはヒト
が最も多く摂取している糖質である（表 3.1）．

　また，食物繊維はヒトの消化酵素で消化できないため主要なエネルギー
源とはならないが，さまざまな生理作用を持つ大切な食品成分である（第
4 章参照）．

② 糖質の分類―単糖類，少糖類，多糖類―

（a）単糖類：糖類の最小単位でエネルギー源としても重要

　単糖とは少糖類と多糖類を構成する基本の単位であり，これ以上加水分
解されないもっとも小さな糖である．単糖はそれを構成する炭素数により
三炭糖，四炭糖，五炭糖，六炭糖，七炭糖と分類される．そのうちエネル
ギー源として重要なのは六炭糖である．おもな六炭糖に，グルコース（ブ
ドウ糖），フルクトース（果糖），ガラクトースがある．

グルコース（ブドウ糖）：動植物体内に広く分布する，ほとんどの生物に
とって，もっとも重要な糖である．果実や野菜に含まれる．ヒトの血液

ATP
adenosine 5′-triphosphate

ADP
adenosine 5′-diphosphate

 ワンポイント

糖質の摂取量と目標量
「日本人の食事摂取基準（2020
年版）」では，炭水化物のエネ
ルギー比率の目標量を 50 ～
65％（1 歳以上）としている．
現在の日本人の糖質摂取量は，
おおむね適正範囲内に収まって
いるが，摂取する糖質の種類に
も気をつけたい（「ワンポイン
ト」次項参照）．

 ワンポイント

糖類と糖質
糖質のうち，単糖類や二糖類は
食品学の分野で「糖類」と分類
されている．これらはすぐ消化
吸収され，すばやく血糖値を上
げエネルギー源になる．しかし，
血糖値の急上昇は糖尿病や肥満
の原因になる．糖類の多い甘い
お菓子や飲み物を食事代わりに
するのはやめよう．

 ワンポイント

おもな五炭糖
五炭糖はからだの中で，遺伝，
酵素反応の調節など，重要な働
きをする分子を構成する．
五炭糖のリボースは核酸 RNA
や ATP，補酵素 NAD，FAD など
の成分，デオキシリボースは
DNA の成分であり重要な糖で
ある．

栄養素とその働き

中には血糖として約 0.1％含まれ，エネルギー源として各組織で利用される．グルコースは結合してマルトース，スクロース，ラクトース，デ

表 3.1　身近な炭水化物（糖質と食物繊維）

分類		名称	構造	所在
単糖類 （1個の糖からできている）		グルコース（ブドウ糖）		果実，動植物体内 ・少糖類，多糖類の構成糖（構成する単糖類）として自然界に広く分布 ・ハチミツにはフルクトースとともに遊離（結合していない）状態で存在
		フルクトース（果糖）		果実，ハチミツ（遊離状態で存在） スクロース（ショ糖）の構成糖（結合した状態）
		ガラクトース		ラクトース（乳糖）やラフィノースなどの構成糖（遊離の状態ではほとんど存在しない）
		マンノース		コンニャクの多糖類グルコマンナンの構成糖
少糖類 （2〜10個の単糖類が結合したもの）	二糖類 （2個の糖からできている）	マルトース（麦芽糖）	グルコース＋グルコース	発芽中の穀類，麦芽，水あめなど
		スクロース（ショ糖）	グルコース＋フルクトース	砂糖（サトウキビの茎，サトウダイコンの根），果実，野菜など
		ラクトース（乳糖）	ガラクトース＋グルコース	母乳（約 7 ％），牛乳（約 4.5 ％）
	三糖類 （3個の糖からできている）	ラフィノース	ガラクトース＋グルコース＋フルクトース	大豆，サトウキビ，サトウダイコン
多糖類 （多数の単糖類が結合したもの）	糖質の仲間	デンプン	多数のグルコース	穀類，イモ類，豆類（植物の貯蔵多糖）
		デキストリン		デンプンが一部分解したもの
		グリコーゲン		動物の肝臓，筋肉（動物の貯蔵多糖）
	食物繊維	セルロース		植物細胞壁
		ペクチン	多数のガラクツロン酸，メトキシガラクツロン酸その他	果実，野菜
		グルコマンナン	多数のグルコース，マンノース	コンニャクイモ，サトイモ
		寒天	アガロース，アガロペクチン	紅藻類

ンプン，セルロースなどの少糖，多糖になるほか，必要に応じて他の糖やグリセロールの原料としても利用される．甘味を持つ．

フルクトース（果糖）：果実やハチミツに含まれる．ヒトの体内では肝臓でグルコースに変えられる．ショ糖の約1.5倍の甘さを持ち，冷やすととくに甘く感じられる．フルクトースにはα型とβ型があり，β型はα型の3倍甘い．冷やすとβ型が増えるのでより甘く感じられ，冷やした果物が甘くおいしく感じられるのはそのためである．フルクトースは体内で中性脂肪に変わりやすいので，摂りすぎると肥満の原因になる．

ガラクトース：単独では存在せず，ラクトース（乳糖）の成分として食品に含まれる．フルクトースと同様に肝臓でグルコースに変えられて，エネルギー源になる．脳組織中には脂質と結合したかたちで含まれており，脳が著しく発達する乳児期に不可欠である．

（b）少糖（オリゴ糖）類

2個以上10個程度の単糖が結合（グリコシド結合）したものを少糖（オリゴ糖）という．天然に存在する少糖類の大半は，2個の単糖が結合した二糖類である．おもな二糖類にマルトース（麦芽糖），スクロース（ショ糖），ラクトース（乳糖）がある．

マルトース（麦芽糖）：グルコースが2分子結合したものである．デンプンが消化される過程で生成する．ご飯を噛んでいると甘くなるのは，デンプンが唾液中の糖質分解酵素で消化されてマルトースが生成するためである．マルトースは甘酒や水あめの甘味の成分でもある．

スクロース（ショ糖）：グルコースとフルクトースが結合したもので，砂糖の主成分である．果実や野菜に広く含まれ，とくにサトウキビやサトウダイコンに多く含まれる．

ラクトース（乳糖）：グルコースとガラクトースが結合したものである．哺乳動物の乳汁に含まれる．エネルギー源としてだけでなく，脳が発達する時期に必要なガラクトースの供給源となる．また腸管内でカルシウムや鉄の吸収を促進する，腸の蠕動運動を促進するなどの働きがある．

（c）多糖類

多数の単糖類が結合したものを多糖類という．同じ種類の単糖が多数結合したホモ多糖と，2種類以上の単糖が結合したヘテロ多糖に分類される（ギリシャ語でホモは「同じ」，ヘテロは「異なる」という意味）．私たちがエネルギー源として利用する多糖は，ホモ多糖のデンプンとグリコーゲンである．

デンプン：多数のグルコースが結合した多糖類である．植物がつくる貯蔵エネルギーで，種子や球根などに多く含まれ，穀物やイモ類などの主食として私たちの主要なエネルギー源となっている．グルコースが直線的に結合したものをアミロース，多数の枝分れをしながら結合したものを

栄養素とその働き

ワンポイント

**グリセミックインデックス
（GI，血糖指数）**
糖質を摂取すると血糖値が上昇
するが，その度合いは糖質の種
類や含まれる食品によって異な
る．砂糖，白飯，白パンなどは
血糖値を上昇させやすいのに対
して，食物繊維の多い玄米や全
粒粉のパンなどは血糖値を上昇
させにくい．この傾向を示す指
標をグリセミックインデックス
（GI，血糖指数）という．

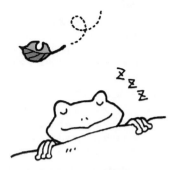

冬眠前のカエルの肝臓には
グリコーゲンがたっぷり！

ワンポイント

TCA 回路とミトコンドリア
TCA 回路と電子伝達系はミトコ
ンドリア内で起こる反応である．
ミトコンドリアは細胞にとって
発電所のような役割を果たして
いる．

アミロペクチンと呼ぶ．

グリコーゲン：デンプンと同様にグルコースが多数結合した物質である．
動物の肝臓や筋肉に貯蔵エネルギーとして蓄えられ，アミロペクチンよ
り枝分かれの多い構造を持っている．食物として摂取される量はデンプン
やショ糖（スクロース）に比べてはるかに少ない．

③ 糖質の体内利用

(a) 糖質のゆくえ

ヒトが摂取した少糖（オリゴ糖）類と多糖類は，消化管内で消化酵素の
働きにより消化され，単糖類となって小腸で吸収される（第 5 章参照）．
吸収された単糖類は肝臓に運ばれ，グルコースはそのまま，それ以外の単
糖類はグルコースに変えられる．グルコースは血液に溶けて全身の組織に
運ばれエネルギー源として利用されるが，エネルギー源として使われな
かったグルコースはグリコーゲンとして肝臓や筋肉に蓄えられる．肝臓で
のグリコーゲン貯蔵量は約 100 g で，必要に応じて切り出され血糖となる．
これは安静時での約 12 時間分の蓄えである．グリコーゲンとして組織に
貯蔵できる量には限界があるため，余ったグルコースは肝臓や脂肪組織で
脂肪に変えられて蓄積される．

(b) 糖質からエネルギーを取り出す反応—エネルギー代謝—

グルコースは細胞内で解糖系，TCA 回路，電子伝達系と呼ばれる反応に
よって分解される．その際グルコースのエネルギーが ATP（アデノシン三
リン酸）という分子のかたちで取り出される．解糖系ではグルコース 1 分
子はピルビン酸 2 分子となり，酸素がない場合はピルビン酸から乳酸がで
きる．酸素があるとピルビン酸はアセチル CoA^{コエイ} となり，TCA 回路と電子
伝達系の反応により最終的に二酸化炭素と水（代謝水と言う）にまで分解
される．グルコース 1 分子から，酸素がない場合は 2 分子，酸素がある場
合は（脳，筋肉では）36 分子または（心臓，肝臓，腎臓では）38 分子の

Column

グリコーゲンの体内分布と役割
· ·

グリコーゲンは，ヒトの体内でもっとも利用され
やすい貯蔵エネルギー源である．消化・吸収された
糖質は血糖となり肝臓や筋肉に運ばれる．そこでグ
リコーゲンに変えられて貯蔵される．グリコーゲン
は肝臓に約 100 g（組織重量の約 2 ～ 8 %）貯蔵さ
れる．このグリコーゲンは血糖値が低くなると分解
され，全身にグルコースを送るために利用される．
一方，グリコーゲンは筋肉にも約 250 g（組織重量

の約 0.5 ～ 1 %）貯蔵され，筋肉の運動に利用され
る．この筋肉中のグリコーゲンは筋肉の持久力を決
める要因の一つである．たとえばマラソン競技など
では，数日前から糖質の多い食事をしてグリコーゲ
ンを蓄えることがよく行われている．
筋肉にはグリコーゲンからグルコースにする酵素
がないため，筋肉のグリコーゲンは血糖になること
はない．

Column

たんぱく質の糖化と糖尿病

糖尿病は，血糖値が異常に高い状態が続く病気である．血糖値が高いこと自体はただちに命にかかわるものではないが，高血糖が長く続くと多くの合併症が起こる．

グルコースはたんぱく質と結合する性質があるため，血糖値が高くなると体内のさまざまなたんぱく質と結合する．この反応を「たんぱく質の糖化」といい，糖化したたんぱく質は本来の機能を果たさなくなる．血管壁の細胞のたんぱく質が糖化して弾力性を失うと詰まりやすくなり，脳梗塞や心筋梗塞など生命にかかわる疾患の原因になる．とくに細い血

管は高血糖の影響を受けやすく，網膜の血流が悪くなる網膜症では失明することもある（成人の失明の原因としてもっとも多いのは，糖尿病による網膜症である）．また足の血流が悪くなり，足先の細胞が壊死して（壊疽）切断を余儀なくされることもある．そのほか腎臓障害，神経障害の原因にもなる．このように血糖値が高いことは非常に危険であるため，糖尿病の早期発見は重要な課題である．糖尿病は，血液検査で血糖値あるいはヘモグロビン A1c の値から発見される．

ATP が生成される．

細胞内でエネルギー源になる栄養素を分解してエネルギーを取り出す反応をエネルギー代謝という．

（c）血糖と血糖値

グルコースはあらゆる細胞で，もっとも優先的に利用されるエネルギー源である．血糖値が低くなると肝臓に蓄えられていたグリコーゲンが少しずつ分解されてグルコースとなって，血液中に放出される．血糖値は多種類のホルモンにより調節されており，ほぼ一定の範囲に保たれている．健常者の血糖値は空腹時約 70 ～ 110 mg/dL である．

血糖値を下げるホルモンはインスリンだけである．インスリンは血中グルコースの細胞への取り込みと，肝臓や筋肉でのグリコーゲン合成を促進させる．また，脂肪細胞での脂肪合成も促進させる．一方，血糖値を上げるホルモンには，グルカゴン，アドレナリン，コルチゾール，成長ホルモンなどがある．血糖の低下は生命にかかわるので，多くのホルモンが関与するようになったと考えられている．

グルコースは赤血球の唯一のエネルギー源であり，脳と神経系も通常はグルコースだけをエネルギー源としている．脳の重さは体重の約 2 ％だが，総基礎代謝量の約 20 ％を消費する．脳はすべての器官のうちでもっとも多くグルコースを消費する器官であり，眠っている間もグルコースを消費し続ける．しかし脳ではほとんどグリコーゲンを貯蔵することができないため，常に適切な量のグルコースが運ばれてこなければならない．

（d）エネルギー源以外の糖質の役割

糖質はエネルギー源としてだけでなく，ほかにも重要な役割を持ってい

血糖
血液中のグルコース．

レベルアップへの豆知識

ヘモグロビン A1c 値

ヘモグロビン（赤血球中のたんぱく質）に血糖が結合したものを糖化ヘモグロビンという．ヘモグロビン A1c（HbA1c）はその代表である．ヒトの赤血球の寿命は約 120 日間で，その間ヘモグロビンは血中グルコースと少しずつ結合していく．血液中のグルコースが多いほどヘモグロビン A1c の割合が多くなるため，ヘモグロビン A1c 値（％）は血糖値のめやすとなる．血糖値は直前の食事などの影響を受けて変動しやすいのに対して，ヘモグロビン A1c 値は過去1 ～ 2 カ月間の血糖値の平均的な状態を反映するので，糖尿病診断の良い指標になる．

栄養素とその働き

ワンポイント

糖新生

絶食や飢餓などでグリコーゲンが枯渇した場合には，糖以外の化合物からグルコースがつくられる．これを糖新生という．おもに肝臓で起こる．糖新生には体たんぱく質分解によって得られた一部のアミノ酸や，糖質の代謝によって得られた乳酸・ピルビン酸，あるいは体脂肪を分解して得られたグリセロールなどが利用される．

ワンポイント

食品成分表の「脂質」

水に溶けにくいという共通の性質を持つこと以外には，化学的性質も構造も異なる物質をまとめて脂質と呼んでいる．この定義によれば，食品成分表の「脂質」とは，中性脂肪の他にリン脂質，コレステロール，あるいは色素などを含む粗脂肪のことを指すが，実質的にはほとんどが中性脂肪（脂肪）のことであると考えてよい．

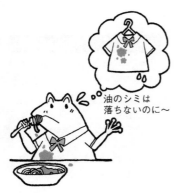

油は水にほとんど
溶けない

る．グルコースは，核酸の生合成に必要なリボースや解毒作用を担うグルクロン酸の材料になるほか，たんぱく質や脂質に結合する糖鎖（いくつかの糖がつながったもの）の材料にもなる．また，アミノ酸や脂肪につくり換えられることもある．

（2）脂質―エネルギー源としての脂質―

① 脂質

脂質とは，水にほとんど溶けず，有機溶媒（エーテル，クロロホルム，ベンゼンなど）に溶ける生体成分の総称である．脂質には中性脂肪，リン脂質，糖脂質，コレステロールなどが含まれる．そのうちエネルギー源になるのは中性脂肪であり，そのほかの脂質は細胞膜の構成成分として，あるいは生理作用を調節するなどの重要な役割を果たしている（表3.2）．

表3.2 **おもな脂質の役割による分類**

役割		種類
エネルギー源		中性脂肪
非エネルギー源	生体膜を構成	リン脂質，糖脂質，コレステロール
	生体調節作用	プロスタグランジン類（エイコサノイド）
	脂溶性ビタミン	ビタミンA・D・E・K，カロテン，エルゴステロールなど

② エネルギー源になる脂質

（a）中性脂肪とは

中性脂肪は一般に油脂または脂肪と呼ばれる．中性脂肪は1gあたり約9kcalという高エネルギー（高カロリー）を持つ物質である．中性脂肪はヒトにとって糖質に次いで利用されるエネルギー源であり，日本人は総エネルギーの約25%を脂肪から得ている（脂肪エネルギー比率）．

（b）中性脂肪の構造

中性脂肪とはグリセロール（グリセリン）に脂肪酸が3個結合したもので，トリアシルグリセロールといわれる（図3.2）．

中性脂肪には，ゴマ油，ナタネ油，オリーブ油などの植物油，バター，ラード（豚脂），ヘット（牛脂）などの動物性脂肪，および魚に含まれる魚油などがある．「油脂」の「油」「脂」のどちらも「あぶら」と読むが，通常「油」は植物油や魚油など常温で液体のもの，「脂」は動物性脂肪など常温で固体のものをさす．油脂が常温で液体であるか固体であるかは，結合している脂肪酸（図3.3）の種類と割合によって決まる．

（c）脂肪酸の構造と分類

脂肪酸は炭素がつながった鎖の末端にカルボキシ基を一つ持っている

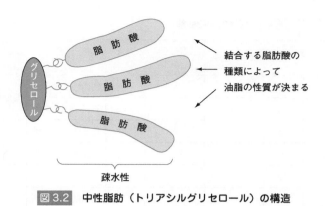

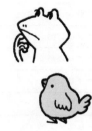

液体か固体かが
これで決まるのかぁ

図3.2 中性脂肪（トリアシルグリセロール）の構造

（図3.3）．鎖の長さ（鎖長．炭素数を表す）や，二重結合の有無・数によって多くの種類があり，性質や生体内での働きが異なる．脂肪酸は鎖長によって短鎖（炭素数6以下），中鎖（炭素数8〜10），長鎖（炭素数12以上）に分類される．また脂肪酸は二重結合を持つ不飽和脂肪酸と二重結合を持たない飽和脂肪酸に分類され，二重結合が1個のものを一価不飽和脂肪酸，二重結合が2個以上あるものを多価不飽和脂肪酸という（表3.3）．

脂肪酸の融点（溶ける温度）は鎖長と二重結合の数によって決まる．脂肪酸の鎖長が長いほど，二重結合が少ないほど融点が高くなる．食用油脂にはさまざまな脂肪酸が含まれているが，植物性脂肪や魚油には融点の低い不飽和脂肪酸が多く含まれるため常温で液体のものが多い．一方，動物性脂肪は飽和脂肪酸の割合が多いため常温で固体のものが多い．これらの炭素数はほとんどが偶数個であり，炭素数は16個または18個のものが多い．

●飽和脂肪酸

飽和脂肪酸のうち炭素数が少ないものは常温で液体だが，炭素数10以

栄養素とその働き

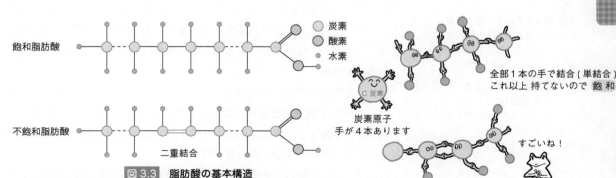

図3.3 脂肪酸の基本構造

飽和脂肪酸とは，脂肪酸の炭素原子どうしがすべて互いに片手で手を結び合った状態のものである．不飽和脂肪酸は，隣り合う炭素原子の一部が両手で結び合った状態（二重結合）のものである．

49

表 3.3　代表的な脂肪酸

分類		慣用名	炭素数	二重結合数	二重結合の開始位置*	融点(℃)	多く含む食品	鎖長による分類
飽和脂肪酸		酪酸	4	0		−8	乳脂肪，ヤシ油	短鎖脂肪酸
		カプロン酸	6	0		−3	乳脂肪，ヤシ油	
		カプリル酸	8	0		17	乳脂肪，ヤシ油	中鎖脂肪酸
		カプリン酸	10	0		32	乳脂肪，ヤシ油	
		ラウリン酸	12	0		44	ヤシ油	長鎖脂肪酸
		ミリスチン酸	14	0		54	乳脂肪，ヤシ油，落花生油	
		パルミチン酸	16	0		63	動植物油	
		ステアリン酸	18	0		70	動植物油	
不飽和脂肪酸	一価	パルミトオレイン酸	16	1	9	1	魚油，鯨油	
		オレイン酸	18	1	9	11	オリーブ油，動植物油	
	多価	リノール酸	18	2	6	−5	コーン油，大豆油，植物油	
		α−リノレン酸	18	3	3	−11	シソ油，エゴマ油，亜麻仁油	
		γ−リノレン酸	18	3	6	−26	月見草油，母乳	
		アラキドン酸	20	4	6	−50	魚油，肝油	
		エイコサペンタエン酸**（EPA）	20	5	3	−54	魚油	
		ドコサヘキサエン酸（DHA）	22	6	3	−78	魚油	

＊メチル基末端（図 3.4 参照）から数えて何番目の炭素に最初の二重結合があるかを示す.
＊＊イコサペンタエン酸（IPA）が正式な名称だが，一般にはエイコサペンタエン酸（EPA）と呼ばれている.

ワンポイント

脂肪酸はエネルギー源となる
脂肪酸は β 酸化によってアセチル CoA になり，TCA 回路に合流してエネルギー源となる.

脂肪酸の鎖長による性質のちがい
短鎖脂肪酸は水溶性で，中鎖脂肪酸も比較的水になじみやすい. そのため吸収後，血液によって肝臓に運ばれ，エネルギー源として利用されやすい（p. 140 参照）. 脂肪酸の鎖長が長くなるほど水に溶けにくくなる.

上の飽和脂肪酸は常温で固体である. たとえば牛肉の脂肪に含まれる脂肪酸の約半分は飽和脂肪酸なので，冷やすと固まる（表 3.4）. 飽和脂肪酸はエネルギー源として利用されるが，摂りすぎると心疾患や糖尿病の危険性が増すとされる. また不足しすぎると脳出血の危険性が増すといわれる.

●**不飽和脂肪酸**

一価不飽和脂肪酸は，いわゆる「善玉」コレステロールである HDL−コレステロールを低下させずに総コレステロールを低下させる作用があり，動脈硬化を予防するとされている. 一価不飽和脂肪酸の代表的なものはオレイン酸で，オリーブ油に多く含まれている.

多価不飽和脂肪酸は二重結合の位置によって n−3 系不飽和脂肪酸と n−6 系不飽和脂肪酸に分類される（図 3.4）. これらはそれぞれ異なった働きを持っており，体内で相互につくり変えられることはない. n−6 系不飽和脂

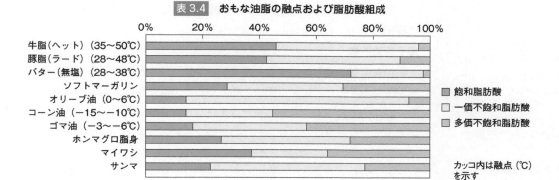

表 3.4　おもな油脂の融点および脂肪酸組成

凡例：
■ 飽和脂肪酸
□ 一価不飽和脂肪酸
▨ 多価不飽和脂肪酸

カッコ内は融点（℃）を示す

（牛脂（ヘット）（35〜50℃），豚脂（ラード）（28〜48℃），バター（無塩）（28〜38℃），ソフトマーガリン，オリーブ油（0〜6℃），コーン油（−15〜−10℃），ゴマ油（−3〜−6℃），ホンマグロ脂身，マイワシ，サンマ）

肪酸はおもに植物油に含まれている．リノール酸，アラキドン酸などがその代表的なものであり，おもにコーン油，ヒマワリ油，紅花油，大豆油など植物の種子や果実の油に多い．n-3系不飽和脂肪酸には，α-リノレン酸やエイコサペンタエン酸（EPA），ドコサヘキサエン酸（DHA）などがある．α-リノレン酸はシソ油，エゴマ油など一部の植物油に含まれ，EPA

n−5 と n−6 の間に二重結合があるものを n−6 系という．

(a) ステアリン酸（メチル基 n，カルボキシ基）

(b) 左は C と H を省略した書き方．折れ曲がっている部分に C がある．

(c) リノール酸（C18:2，n−6）　シス　シス

(d) α-リノレン酸（C18:3，n−3）

図 3.4　脂肪酸の構造式と分類

（a），（b）：ステアリン酸（飽和脂肪酸）．a は省略しない書き方．b は C と H を省略した書き方．構造の表し方とステアリン酸を例に示す．カルボキシ基（右端）の炭素からメチル基末端（左端）に向かって，1，2…，n−2，n−1，n（ステアリン酸の場合は n＝18）と番号をつける．（c）：リノール酸（二価不飽和脂肪酸）．メチル基末端から 6 番目の炭素に最初の二重結合がある（n−5 と n−6 の間）．このような脂肪酸を n−6 系不飽和脂肪酸という．（d）：α-リノレン酸（三価不飽和脂肪酸）．メチル基末端から 3 番目の炭素に最初の二重結合があるので，n−3 系不飽和脂肪酸の仲間である．（C18：3，n−3）とは炭素数 18，二重結合数 3，n−3 系という意味である．

栄養素とその働き

51

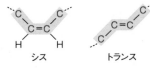

炭素（C）が二重結合の
同じ側にあるのがシス，反
対側にあるのがトランス

トランス脂肪酸

植物油などの液体の油には不飽和脂肪酸が多く含まれているが，人工的に二重結合を減らす（水素添加：二重結合部位を単結合にする）ことで半固体や固体の油脂にすることができる（硬化）．この方法でマーガリンやショートニング（人工のバターやラードとして開発された）をつくるが，そのとき天然にはごくわずかしか含まれないトランス脂肪酸が，副産物としてできてしまう．このトランス脂肪酸は二重結合を持つが，飽和脂肪酸のように直線的な形をしており，シス型の脂肪酸よりも融点が高い（硬い）．これらは心臓病のリスクを高めることが明らかになっており，摂取量を減らすよう心がけることが望ましい．

**妊婦・授乳婦にとくに
必要な脂肪酸**

アラキドン酸やDHAは神経組織の重要な構成脂質である．それぞれリノール酸，α-リノレン酸から合成されるが，妊娠中は胎児の脳，神経系の形成のためにより多くの摂取が必要とされている．

やDHAは魚油に豊富に含まれる．魚油には血栓症を防ぐ効果があり，動脈硬化の予防にも効果があるといわれている．

●**必須脂肪酸**

　動物を無脂肪食で飼育すると成長障害や生殖障害が起こるが，ある種の脂肪酸を与えることにより回復する．これらの脂肪酸は大切な働きをしており，体内で合成できない，または十分な量を合成できないので食物から必ず摂取しなければならない．このような脂肪酸を必須脂肪酸といい，リノール酸，α-リノレン酸，アラキドン酸などがある．

　多価不飽和脂肪酸は生体膜の材料あるいは生理機能を調節する物質の材料として，重要な役割を持っている．哺乳動物はこれらを体内でつくることができないが，植物性脂肪に多く含まれるリノール酸（n-6系）やα-リノレン酸（n-3系）があれば他のn-6系，n-3系の多価不飽和脂肪酸をつくることができる．そのためリノール酸とα-リノレン酸は必須とされている．

　アラキドン酸はリノール酸から合成されるが，妊婦・授乳婦や乳幼児・高齢者では不足しないよう，十分に摂取する必要がある（表3.5）．

表3.5　**必須脂肪酸とその仲間**

n-3 系	n-6 系
α-リノレン酸 C18：3（3）	リノール酸 C18：2（6）
↓	↓
エイコサペンタエン酸 C20：5（3）	γ-リノレン酸 C18：3（6）
↓	↓
ドコサヘキサエン酸 C22：6（3）	アラキドン酸 C20：4（6）

n-3系とn-6系は，相互変更することはできない．

　またEPAとDHAはα-リノレン酸からつくることができるが，効率が悪く，不足するおそれがある．そのため，食物（魚）から摂取することが望ましい．EPAには血栓症やアレルギー，炎症などを抑える効果が確認されている．またDHAは脳に多く含まれる脂質であり，脳の発達に欠かせないとされる．動物実験でDHAを十分に与えたネズミはDHA摂取量が少ないネズミよりも学習能力が高かったことから，DHAを多く含む魚は「頭を良くする」と話題になったほどである．

(d) 脂肪の上手な摂り方

　1日あたりの食べものの総摂取エネルギー量のうち，脂肪が占める割合を，脂肪エネルギー比率という．脂肪の摂りすぎは肥満をまねき，さまざまな生活習慣病の原因になる．また逆に脂肪エネルギー比率が15%以下であると，脳出血や感染症にかかる割合が多くなることが明らかにされている．そのため「日本人の食事摂取基準（2020年版）」では脂肪エネル

ギー比率は1歳以上で20〜30%（目標量）と設定されている.

また必須脂肪酸を摂るためには一定量以上の脂肪を摂取しなければならない. そのために必要な中性脂肪の量は13%摂取エネルギー量（約30 g）と見積もられている. 日本人の平均的な脂質の摂取量は1日あたり50 gを超えているため，通常は必須脂肪酸が不足する心配はない.

脂肪酸はそれぞれ異なった生理作用を持つため，摂取する脂肪酸の種類はかたよらないようにすることが大切である. 成人・高齢者では，生活習慣病予防の観点から飽和脂肪酸の摂取量はエネルギー比率で7.0%以下（目標量）がよいとされる. また n-6 系不飽和脂肪酸および n-3 系不飽和脂肪酸については，それぞれ目安量（g/日）が定められている（「日本人の食事摂取基準（2020 年版）」参照）. 現代の日本人の食生活では n-3 系不飽和脂肪酸は不足がちだが，植物油に豊富に含まれる n-6 系不飽和脂肪酸は摂りすぎの傾向がある. n-6 系不飽和脂肪酸の目安量には上限が示されていないが，アレルギー反応や血栓形成の原因になりうるので摂りすぎには注意したい（コラム参照）. 食事は和食を基本に，魚をよく摂り（表3.6），調理法では炒め物や揚げ物を減らすように気をつけるとよい.

国民健康・栄養調査の結果によると，日本人の脂肪摂取量は1950年代以降著しく増加した. 1955年（昭和30）に20.3 g（脂肪エネルギー比率8.7%）であったが，1975年（昭和50）に55.2 g（22.3%）へと2.5倍以上に増加し，その後も増え続けて1995（平成7）年には59.9 g（26.4%）になった. これと並行して中高年の肥満，糖尿病および脂質異常症（高脂血症）が増え，また欧米に多い大腸がんや乳がんなどの悪性腫瘍が増加した. したがって，これらの疾病と脂肪の過剰摂取の関連が強く疑われている.

現在の脂肪エネルギー比率はおおむね25〜30%に落ち着いており，欧米諸国の35〜40%と比較すると望ましい状態であるが，若年成人では脂

ワンポイント

油脂の酸化

多価不飽和脂肪酸は空気中で酸素と反応して酸化されやすい. この結果，細胞毒性や発がん性のある有害な過酸化脂質（ヒドロペルオキシド）という物質ができる. 私たちは呼吸で酸素を取り入れているため，体内でもつねに脂質が酸化し，有害な過酸化脂質ができている. ある程度こうした有害物を処理する力が私たちのからだには備わっているが，近年の環境の変化で処理能力が追いつかず，老化や疾病の原因になるとされる. ビタミン E には脂質の過酸化を防ぐ働きがあり，このような栄養素を抗酸化栄養素という. とくにビタミン C と E が同時にあると，効率良く抗酸化作用を発揮できる.

脂肪酸の摂取割合

飽和脂肪酸：一価不飽和脂肪酸：多価不飽和脂肪酸が3：4：3，また n-6 系脂肪酸：n-3 系脂肪酸が4：1が望ましいとされてきた. これは長寿国である日本の伝統的な食生活をもとに決められたものであり，肉を摂りすぎないよう心がけ，和食中心の食生活にすることで実現することができる.

栄養素とその働き

Column

リノール酸の摂りすぎに注意！

1970年代に必須脂肪酸のリノール酸が血中のコレステロール値を下げるという研究発表があり，メディアで大きく取り上げられたため植物油にはリノール酸が多いので体に良いという「常識」が広まっていった. その後の研究で，リノール酸を多く摂ってきた人たちにがんやアレルギーの発症率が高いことがわかり，「リノール酸信仰」に疑問符がついた.

1990年代になって，植物油の摂りすぎで HDL-コ

レステロール（「善玉」コレステロール）が低下するだけでなくアレルギー反応や炎症反応が激しくなることや動物実験における発がんの増加が報告された. またリノール酸からつくられるアラキドン酸は，エイコサノイド（生理活性物質）に変化し，それらがアレルギー反応の引き金になることが明らかにされている. そのため，現在はリノール酸の摂りすぎに注意すること，言い換えると植物油の摂取を減らすことが強く勧められている.

肪エネルギー比率が 30%を大きく超える人がいる．動物性脂肪には飽和脂肪酸が多く含まれ，LDL-コレステロールの増加を引き起こし，動脈硬化や心疾患の原因になりうるため注意が必要である．

脂ののった魚や，霜降り牛肉は多くの人に好まれている．西洋料理では料理にバターやオリーブ油を加えて風味を出す．このようなこってりした味に慣れると，脂肪の少ない食品は物足りなく感じてしまう．しかし運動不足の人にとって脂肪の摂りすぎは肥満の原因になる．糖質もたんぱく質も摂取エネルギーが消費エネルギーを上回ると，余った分が体脂肪として蓄えられるが，脂肪を摂りすぎた場合はより効率良く体脂肪として蓄積するため，同じエネルギー量（カロリー）であっても肥満を招きやすい．

近年，日本人を含む東洋人には，飢餓（きが）に強い遺伝子（倹約遺伝子．p. 108，コラム参照）を持つ人の割合が多いことが明らかになった．このことから，長い間穀物主体の生活をしてきた東洋人の身体は多量の脂肪を

Column

脂肪酸の種類と働き（疫学調査でわかったこと）

栄養学・医学分野では，ある集団の食習慣と疾病の関係を調査し，どのような食生活や食べ物が健康長寿につながるかを統計的に解析することが広く行われてきた．このような研究手法を疫学調査という．

1950 年代〜 1960 年代にアメリカのキーズ博士を中心に大規模な疫学調査が行われた．当時ヨーロッパ諸国の中で南ヨーロッパ，とくにイタリア，ギリシャ，スペインなどの地中海沿岸地域の国々では北ヨーロッパに比べて心臓病による死亡率が非常に低いことが注目されていた．調査の結果，地中海沿岸諸国では油脂を多量に摂っているが，動物性脂肪を多く摂る他の北ヨーロッパ諸国と異なり，オリーブ油を日常的に使用していることがわかった．そのためオリーブ油が体に良い油として注目され，「地中海式ダイエット」として流行した．その後，オリーブ油に豊富に含まれる一価不飽和脂肪酸（オレイン酸）が LDL-コレステロールを低下させる効果があることが確認された．

また，1970 年代初頭のデンマークとグリーンランドでの疫学調査で驚くべきことがわかった．グリーンランドの先住民は伝統的に狩猟や漁業を営んでおり，アザラシやトド，鯨の生肉や魚などを主食として生活していた．しかし極端に肉の割合の多いかたよった食生活と思われていた彼らの心臓血管系疾患による死亡率は，デンマークの白人に比べ約 1/10 ときわめて低かった．先住民が主食とするアザラシなどの海洋性動物には，牛や豚と異なった脂肪が多く含まれている．それらの脂肪には，エサとする魚由来のエイコサペンタエン酸（EPA），ドコサヘキサエン酸（DHA）などの n-3 系脂肪酸が多く含まれることから，これらの生理作用が注目されることになった．

なお，1950 年代の地中海沿岸地域の食生活は現在の食生活とはずいぶん異なっている．たとえば当時のイタリア料理はパンやパスタなどの穀物，野菜，果物，牛乳，チーズ，魚，それにオリーブ油が中心であり，肉の摂取量は現在よりはるかに少なかったという．イタリアでもこの数十年の間に肉と動物性脂肪を多く摂る，いわゆる「豊かな食生活」になり他の先進国同様に肥満に悩む人が増えている．現代のイタリアの食生活は「地中海式ダイエット」とは異なるもののようである．

また，昔ながらの狩猟生活をする先住民は減っている．デンマークに移住し，デンマークの白人と同様の食生活をする先住民には，デンマークの白人同様心臓血管系疾患が多いという．1980 年代のアメリカで伝統的日本食は長寿食として注目されたが，今の日本人の食生活はどうだろうか？

食品名	脂質 (g)	n-3 系多価 不飽和脂肪酸 (g)
アジ（マアジ）	3.5	0.81
イワシ（マイワシ）	13.9	3.16
サバ（マサバ）	12.1	1.53
サンマ	24.6	3.95
クロマグロ　赤身	1.4	0.17
クロマグロ　脂身	27.5	5.81
シロサケ	4.1	0.81
ブリ	17.6	3.35
大豆	19.0	1.79
アーモンド	54.2	0.01
ゴマ	51.9	0.15
ウシ，和牛，サーロイン脂身つき	47.5	0.05
豚，バラ脂身つき	34.6	0.17

表 3.6　食品中の脂質含量と n-3 系多価不飽和脂肪酸量

（可食部 100 g 中あたりの g 数）

ワンポイント

脂質の目安量，目標量

飽和脂肪酸と一価不飽和脂肪酸はエネルギー源として利用されるため総エネルギーに対する比率で示されるが，多価不飽和脂肪酸は生理作用を担うため，摂取エネルギー量に関係なく必要な量（g）で示される．

レベルアップへの豆知識

臓器による脂質代謝の ちがい

肝臓：取り込まれた脂肪酸を酸化して肝臓のエネルギー源として利用する．中性脂肪（トリアシルグリセロール）やコレステロールを生合成し，VLDL（リポたんぱく質）のかたちで血中に送り出す．またケトン体を合成し，飢餓時の肝外組織のエネルギー源とするなど脂質の分解，合成，リポタンパク質の分泌など代謝の中心的役割を担っている．

脂肪組織：キロミクロン（食事由来）や VLDL（肝臓由来）のリポたんぱく質から脂肪酸を取り込み，中性脂肪にして貯蔵する〔5 章 6（2）参照〕．空腹時や飢餓時にはホルモン感受性リパーゼの働きで貯蔵された中性脂肪が分解され，脂肪酸はアルブミン（たんぱく質）と結合して組織に運ばれエネルギー源として利用される．

摂取することには適しておらず，東洋人にとって高脂肪食は欧米人よりも肥満や糖尿病を招きやすいと考えられている．

（3）たんぱく質

① たんぱく質とは

　たんぱく質とは，アミノ酸が数十個から数百個結合（この結合をペプチド結合と呼ぶ）してできた大きな分子である．からだを構成する成分のうち，たんぱく質は水に次いで多く含まれ，筋肉，皮膚，臓器などの主成分であり，酵素やホルモンとして細胞の生命活動を担う重要な成分でもある．

H－N－C－C－OH ＋ H－N－C－C－OH （ペプチド結合） つなげる → はずす （加水分解） H－N－C－C－N－C－C－H ＋ H$_2$O ペプチド結合

② 摂取したたんぱく質の役割

　食品中のたんぱく質が果たすもっとも大切な役割は，ヒトのからだを構成するたんぱく質（体たんぱく質）の材料となることである．エネルギー源として利用される割合は，糖質や脂質に比べて少ないが，体組織に利用されなかったたんぱく質はエネルギー源として利用される．1 g のたんぱく質は約 4 kcal のエネルギーをもたらす．

　また，総摂取エネルギーが少ない場合や糖質・脂質の摂取量が不足した

ワンポイント

たんぱく質の表記

タンパク質，蛋白質（蛋は卵の意味）とも書く．本書では，厚生労働省の表記「たんぱく質」に合わせている．

protein（プロテイン）もたんぱく質のこと．

栄養素とその働き

場合にはエネルギー源として利用される．そのほかにも，激しい運動時や糖質をうまく利用できない場合（糖尿病）にもたんぱく質はエネルギー源になる．摂取エネルギーが不足している場合には，生命維持のためにエネルギーを確保することが第一に必要だからである．

糖質や脂質からのエネルギー摂取量が十分であれば，食事たんぱく質はおもに体たんぱく質の合成に使われる．この場合たんぱく質をエネルギー源として使わなくてよくなるため，たんぱく質の必要量が少なくなる．この現象を「（糖質・脂質の，または，エネルギーの）たんぱく質節約作用」という．

③ アミノ酸とたんぱく質

地球上には数百種類のアミノ酸が存在するといわれるが，食品たんぱく質を構成しているアミノ酸はそのうちの約20種類である（表3.7）．たとえば，20色のビーズをつなぎ合わせてネックレスをつくるとき，つなぐ順序やつなぐ数によって無数のデザインを生み出すことができる．同様に，アミノ酸の並び順や数によって，さまざまなかたちや性質を持つたんぱく質ができるのである．アミノ酸が2個以上つながったものをペプチドという．2個の場合はジペプチド，3個ではトリペプチド，2～10個程度つながったものをオリゴペプチド，10～数10個つながったものをポリペプチド，それ以上のものをたんぱく質という．

ヒトはすべてのアミノ酸をエネルギー源として利用することができるが，アミノ酸の種類によって利用されやすい組織が異なる．大部分のアミノ酸は肝臓で代謝されるが，バリン，ロイシン，イソロイシンなどの分岐鎖アミノ酸（branched-chain amino acid：BCAA）は主として筋肉で利用される．

④ アミノ酸の代謝―エネルギー源としての利用―

アミノ酸がエネルギー源として利用されるためには，まずアミノ酸のアミノ基（—NH₂）がはずされる．残った部分（炭素と酸素からなる部分．炭素骨格という）は糖質や脂質と同様にTCA回路の反応系に合流して分解され，エネルギー産生に使われる．栄養状態によって糖新生や脂肪酸合成に使われるものもある．はずされたアミノ基はアンモニア（NH₃）になる．アンモニアは毒性が強いため肝臓に運ばれ，尿素回路で無毒で水に溶ける尿素となったのち尿中に排出される．

⑤ 体たんぱく質からの糖新生

絶食時や飢餓状態のときには筋肉のたんぱく質が分解される．得られたアミノ酸は筋肉内で消費されるか，肝臓に運ばれてグルコースにつくり変えられ（糖新生，p.48 マージン参照），血糖が維持される．糖新生によってグルコースにつくり変えることができるアミノ酸を糖原性アミノ酸という．また，脂肪酸やケトン体になりうるアミノ酸をケト原性アミノ酸という．

表3.7 食品たんぱく質を構成するアミノ酸

左は α-アミノ酸の便宜上の一般式
Ⓡは側鎖で，アミノ酸の種類と性質は，Rにより定まる．
長方形の部分は，アミノ酸に共通の部分．

（一般式）
COOH
|
H_2N-C-H
|
Ⓡ

分類	アミノ酸	味	Ⓡの構造式	分類	アミノ酸	味	Ⓡの構造式
中性アミノ酸	1. グリシン Gly G	甘	$-H$	中性アミノ酸	12. トリプトファン Trp W	苦	$-CH_2$〔インドール環〕
	2. アラニン Ala A	甘	$-CH_3$		13. プロリン Pro P	甘苦	〔環状構造〕
	3. バリン* Val V	苦甘	$-CH(CH_3)_2$		14. アスパラギン Asn N		$-CH_2-C(=O)-NH_2$
	4. ロイシン* Leu L	苦	$-CH_2-CH(CH_3)_2$		15. グルタミン Gln Q	苦酸	$-CH_2-CH_2-C(=O)-NH_2$
	5. イソロイシン* Ile I	苦	$-CH(CH_3)-CH_2-CH_3$	酸性アミノ酸	16. アスパラギン酸 Asp D	酸	$-CH_2-COO^-$
	6. セリン Ser S	甘酸	$-CH_2-OH$		17. グルタミン酸 Glu E	酸旨	$-CH_2-CH_2-COO^-$
	7. トレオニン Thr T	甘酸	$-CH(OH)-CH_3$	塩基性アミノ酸	18. リシン Lys K	甘苦	$-(CH_2)_4-NH_3^+$
	8. システイン Cys C		$-CH_2-SH$		19. アルギニン Arg R	苦	$-(CH_2)_3-NH-C(NH_2)=NH_3^+$
	9. メチオニン Met M	苦	$-(CH_2)_2-S-CH_3$		20. ヒスチジン His H	苦	$-CH_2-$〔イミダゾール環〕
	10. フェニルアラニン Phe F	苦	$-CH_2-$〔ベンゼン環〕				
	11. チロシン Tyr Y		$-CH_2-$〔ベンゼン環〕$-OH$				

赤字は必須アミノ酸（9種類）．　＊は分岐鎖アミノ酸（BCAA）．

② **からだをつくる栄養素とその働き**

　私たちのからだは水，たんぱく質，脂質などの有機化合物とカルシウム，リンなどの無機質（ミネラル）からできている．ここでは，からだを構成する成分としてのたんぱく質と脂質および代表的な無機質について取り上げる．

 ワンポイント

糖原性アミノ酸
ロイシンとリシン以外のアミノ酸．とくにアラニンはもっともグルコースに変換されやすい．

ケト原性アミノ酸
ロイシン，リシン，イソロイシン，フェニルアラニン，チロシン，トリプトファン．ケトン体はおもに筋肉でエネルギー源として利用されるが，飢餓が長期にわたると脳でも利用される．

栄養素とその働き

（1）たんぱく質は細胞の主成分

① たんぱく質の代謝回転

　からだを構成するたんぱく質は，約10万種類もあるといわれている．これらの体たんぱく質は体内で毎日少しずつ分解と合成を繰り返し，古くなり役に立たなくなったたんぱく質や異常なたんぱく質の蓄積を防いでいる．これをたんぱく質の代謝回転という．代謝回転の速度は臓器によって違う．分解されたたんぱく質の大半は再利用されるが，一部は他の物質につくり変えられ，さらに分解されるものもある．皮膚，爪，毛髪などのつくり変えられないたんぱく質となり，失われるたんぱく質もある．そのため一見成長が止まった成人でも，たんぱく質を食事から摂取しなくてはならない．

② アミノ酸プール

　食物から摂取されたたんぱく質は，消化酵素の働きで1個1個のアミノ酸に分解され吸収される（第5章参照）．また体内でも常に古い体たんぱく質が分解されて新しいアミノ酸がつくられている．体内には食物由来のアミノ酸と，体たんぱく質を分解してできたアミノ酸の両方が存在し，どちらも区別なく利用される．これらのアミノ酸全体をアミノ酸プールという．アミノ酸プールは体内のどこか一定の場所にあるのではなく，血液や肝臓，細胞内外などからだ全体に存在している．

③ 不可欠（必須）アミノ酸

　食品に含まれるたんぱく質を構成する20種類のアミノ酸の中には体内で他のアミノ酸や糖，糖の中間代謝産物から合成されるものもあるが，まったく合成できないか合成される量がきわめて少ないものがある．これらは必ず食品から摂取しなくてはならず，このようなアミノ酸を不可欠アミノ酸という．

　不可欠アミノ酸は動物の種によって異なり，ヒトの場合は9種類（ヒス

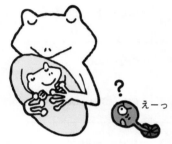

ワンポイント

たんぱく質と遺伝情報
すべてのたんぱく質はDNAの遺伝情報に従ってつくられる.

カエルの子はカエル？

ワンポイント

食品のたんぱく源としての価値
たんぱく質含量，消化吸収性，アミノ酸組成，生物学的利用性，栄養吸収阻害物質の存在などで決まる.

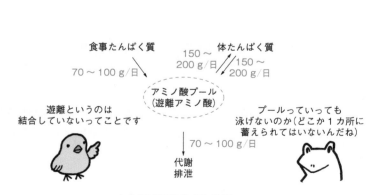

たんぱく質の生成と分解
一見変化がないように見えても常に入れ替わっている（動的平衡状態）.

チジン，イソロイシン，ロイシン，リシン，メチオニン，フェニルアラニン，トレオニン，トリプトファン，バリン）である．ヒスチジンは体内で合成できるが合成速度は遅く，成長期の幼児で不足すると成長が悪くなるため，不可欠アミノ酸に含まれている．

④ たんぱく質の栄養価

（a）栄養価の高い（良質の）たんぱく質とは？

　成長期の動物にさまざまな種類の同じ量のたんぱく質を与えて成長の様子（体重増加）を比較すると，与えるたんぱく質の種類によって成長に違いが出る．これは，それぞれのたんぱく質に含まれるアミノ酸の種類や割合が異なるからである．摂取したたんぱく質に体たんぱく質をつくるために必要なアミノ酸がすべて適切な割合で含まれていれば，効率良く体たんぱく質をつくることができる．このような理想的なたんぱく質を栄養価の高いたんぱく質，あるいは良質のたんぱく質という．ところが，必要なアミノ酸が一つでも不足していると不足したアミノ酸の量に見合う量のたんぱく質しかつくることができない（図3.5 参照）．この場合，摂取したたんぱく質の量が十分あったとしても体たんぱく質をつくる材料としては不足することになる．使われなかったアミノ酸はエネルギー源として使われるか，体脂肪として蓄えられる．

　私たちヒトは動物なので，体たんぱく質のアミノ酸組成（含まれるアミノ酸の割合）は植物性たんぱく質よりも動物性たんぱく質のそれと近い．したがって，動物性たんぱく質のほうが有効に利用できる．卵，牛乳，肉，魚などが「良質のたんぱく質」といわれるのはそのためである．一方，植物性たんぱく質には不可欠アミノ酸のリシン，メチオニン，トレオニン，トリプトファンなどが不足していることが多く，動物性たんぱく質に比べて栄養価が低い．

（b）たんぱく質の栄養価評価法

　栄養価評価の方法は実験動物を用いる方法（生物学的評価法）と，たんぱく質を化学的に分析して栄養価を評価する方法（化学的評価法）に大別される．

●生物学的評価法

　栄養価の高いたんぱく質ほど体たんぱく質となる割合が高い．生物学的評価法とは，実験動物にたんぱく質を摂取させてたんぱく質が体内にどのくらいとどまったかを求める方法である．体重の変化から求める方法（たんぱく質効率比，正味たんぱく質効率）と，摂取窒素量と排泄窒素量の関係（窒素出納）から求める方法（生物価，正味たんぱく質利用率）が用いられる．窒素はたんぱく質には必ず含まれており，他の栄養素にほとんど含まれないのでたんぱく質量を求める目安になる．

　生物学的評価法は動物実験を行うため，費用，労力，時間がかかる．そ

PER
protein efficiency ratio
たんぱく質効率比
NPR
net protein ratio
正味たんぱく質効率比
BV
biological value of protein
生物価
NPU
net protein utilization
正味たんぱく質利用率

たんぱく質効率比：成長期の動物を用いて，体重増加量の測定により求めた値．10％試験たんぱく質を含む飼料で飼育して，たんぱく質 1 g が何 g の体重増加をもたらすかを測定する．

$$\text{たんぱく質効率比（PER）} = \frac{\text{たんぱく質投与時の体重増加量}}{\text{試験期間中のたんぱく質摂取量}} \times 100$$

正味たんぱく質効率：たんぱく質効率に体重維持の要因を加味した改良法．

$$\text{正味たんぱく質効率（NPR）} = \frac{\text{たんぱく質摂取動物の体重－無たんぱく質食摂取動物の体重}}{\text{たんぱく質摂取量}} \times 100$$

生物価：吸収されたたんぱく質がどれだけ体内に保留されたかを示す値．摂取するたんぱく質中の窒素と，排泄された窒素の収支バランスを比べれば体内にどれだけ保留されたかがわかる．

$$\text{生物価（BV）} = \frac{\text{体内保留窒素量}}{\text{吸収窒素量}} \times 100$$

正味たんぱく質利用率：食品たんぱく質の吸収率はたんぱく質の種類によって異なる．生物価にそれぞれのたんぱく質の消化吸収率をかけた値で，たんぱく質がどれだけ体内で利用されているのかを示す．

$$\text{正味たんぱく質利用率（NPU）} = \text{生物価} \times \text{消化吸収率}$$

ワンポイント

FAO/WHO/UNU

FAO（国際連合食糧農業機関），WHO（世界保健機関），UNU（国連大学）

レベルアップへの豆知識

たんぱく質・アミノ酸の必要量

2007 年の WHO/FAO/UNU 報告のおもな改定点は成人の必須アミノ酸必要量が 1985 年報告値の 2〜3 倍になり，成長期の値と近いものになったことと（表3.8），成人のたんぱく質必要量が以前より多く算定されたことである．2007 年報告のたんぱく質必要量は 0.66 g/kg/ 日で，1985 年の 0.6 g/kg/ 日より 10％，1973 年の 0.44 g/kg/ 日より 50 ％多い．これらは窒素出納による実験にかわり，おもに ^{13}C-標識アミノ酸を用いた実験で求められた．なお，広く用いられているアミノ酸スコアは成長期のアミノ酸評点パターンを用いてつくられているため大きな変更はない（表3.9）．

こで，たんぱく質のアミノ酸組成を化学分析して評価する化学的評価法が提案され，広く用いられている．

●化学的評価法

食品たんぱく質中の不可欠アミノ酸の割合を化学的に分析し，ヒトが必要とする不可欠アミノ酸の割合（アミノ酸評点パターン）と比較して評価する方法である．理想のたんぱく質に対して比率的に不足しているアミノ酸を制限アミノ酸という（図 3.5）．そのうちもっとも不足しているアミノ酸（第一制限アミノ酸）の割合（％）をたんぱく質の化学的評価点としている．化学的評価法はもっとも栄養価（生物価）が高いとされた卵たんぱく質と目的のたんぱく質のアミノ酸組成の比較に由来する（1946 年，ミッチェルとブロック）．この方法で求めた値を生物価に対して化学価という．

通常，基準とするアミノ酸評点パターンとして，1985 年の FAO/WHO/UNU 共同委員会が提唱した暫定的アミノ酸評点パターンを用いる．これを用いた評価をアミノ酸スコアという．FAO/WHO によるアミノ酸評点パターンはこれまでに何度も提案され修正されてきた．そのため，どの評点パターンを用いたか明示する必要がある．現在は 1973 年以降のパターンを基準とするものをアミノ酸スコア，それ以前のパターンを基準とするものをプロテインスコア（たんぱく価）と区別している．

アミノ酸スコアでは実際の消化吸収率は考慮されない．そのため 1993 年に FAO/WHO は，アミノ酸スコアにたんぱく質の消化率を加味したたんぱく質消化吸収率補正アミノ酸スコア（PDCAAS）を発表した．PDCAAS はより正確な評価法として用いられるようになっている．2007 年には

3 章

アミノ酸スコア：アミノ酸評点パターンと食品たんぱく質中の第一制限アミノ酸の比率を比較して求めた値．一般に窒素（N）1 g（たんぱく質 6.25 g に相当する）あたりに占めるアミノ酸の mg 数を用いて計算する．

$$アミノ酸スコア = \frac{食品たんぱく質の第一制限アミノ酸含量（mg/gN）}{アミノ酸評点パターンの当該アミノ酸量} \times 100$$

（すべてのアミノ酸で 100 を超えるときはアミノ酸スコア 100 とする）
たんぱく質消化吸収率補正アミノ酸スコア（PDCAAS）：アミノ酸スコアにたんぱく質の消化率を加味したもの．

$$たんぱく質消化吸収率補正アミノ酸スコア = アミノ酸スコア \times 消化吸収率$$

WHO/FAO/UNU によって，すべての年齢層（幼児，小児，青少年，成人，高齢者）と生理的状況（妊婦，授乳婦，疾病時，発展途上国など）について，たんぱく質とアミノ酸の必要量が見直された．

　生物学的評価法は実際のたんぱく質の栄養価を評価する目的にかなった方法であるが，実験は困難である．それに対して化学的評価法は簡便，迅速に行うことができ，誤差も少ないため広く用いられている．しかし化学的評価法では栄養吸収阻害物質や第一制限アミノ酸以外の影響を考慮することができないため，真の栄養価とは異なる結果になることがある．そのため目的に応じて適切な方法を選ぶことが必要になる．通常，まず化学的評価法を用いたのちに実験動物による生物学的評価を行い，最後にヒトに

PDCAAS
protein digestibility corrected amino acid score

💡 ワンポイント

栄養価評価法を行う際の注意
ヒトと実験動物ではアミノ酸必要量が異なるため，生物学的評価法で測定された値をヒトに適用する場合には注意が必要である．また実際には不足するアミノ酸の種類や，含まれるアミノ酸のバランスによって栄養価に差が出る．

💡 ワンポイント

チロシンとシステイン
チロシンとシステインはそれぞれフェニルアラニンとメチオニンから生成される．そのため，これらは不可欠アミノ酸とはいえないが，この 2 種類のアミノ酸が十分あれば不可欠アミノ酸のフェニルアラニンとメチオニンの必要量が少なくてすむので，フェニルアラニン＋チロシン（芳香族アミノ酸），メチオニン＋システイン（含硫アミノ酸）として合わせて扱われることが多い．

理想的なたんぱく質　　　牛乳　　　小麦粉

図 3.5　たんぱく質のアミノ酸評価

この図は不可欠アミノ酸の板をつなぎ合わせてつくった桶である．桶の板のうち一カ所でも必要な長さに満たなければ一番不足しているアミノ酸の高さまでしか水が入らず，それより長い部分はむだになる．理想のたんぱく質に比べて不足したアミノ酸のことを制限アミノ酸，中でももっとも少ないアミノ酸のことを第一制限アミノ酸という．"小麦"の桶では，リシンがもっとも少ないのでそこまでの量の水しかくめない．一般に穀物にはデンプンだけでなくたんぱく質も含まれているが，それだけを食べて体たんぱく質の材料にしようとするなら，エネルギー消費量をはるかに上回る量を食べなくてはならない．

＊：第一制限アミノ酸．1985 年 FAO/WHO/UNU 合同特別専門委員会報告より作成．

栄養素とその働き

表3.8 成人の不可欠アミノ酸必要量	1985年 FAO/WHO/UNU mg/kg/日	2007年 WHO/FAO/UNU mg/kg/日
ヒスチジン	8～12	10
イソロイシン	10	20
ロイシン	14	39
リシン	12	30
メチオニン+システイン	13	15 (10+4)*
フェニルアラニン+チロシン	14	25
トレオニン	7	15
トリプトファン	3.5	4
バリン	10	26
総不可欠アミノ酸	93.5	184

＊2007年にはシステインとメチオニンの必要量は別々に勧告された．「WHO/FAO/UNU 合同専門協議会報告」(2007)，米国科学アカデミー報告 (2005)．

表3.9 アミノ酸スコア例

食品	1973・一般用	1985・2～5歳	2007・1～2歳
鶏卵	100	100	100
牛乳	100	100	100
大豆	86（含硫アミノ酸）	100	100
牛肉・豚肉・鶏肉	100	100	100
魚類	100	100	100
精白米	65（リシン）	61（リシン）	64（リシン）
小麦粉	44（リシン）	42（リシン）	39（リシン）

ついて生物学的評価を行う．

(c) アミノ酸の補足効果

栄養価の低いたんぱく質を摂取する場合に，不足しているアミノ酸を補うことで栄養価を高めることができる．ラットなどを用いた動物実験で，穀物飼料に不足しているアミノ酸を添加して成長を観察した研究がある．小麦にリシンとトレオニンを不足分だけ添加して与えると，成長が良くなることが知られている．このように，あるたんぱく質に，その制限アミノ酸を適切な割合で加えることによりたんぱく質の栄養価が向上することをアミノ酸の補足効果という（図3.6，表3.8，表3.9）．純粋なアミノ酸の添加だけでなく，不足しているアミノ酸を多く含む食品を上手に組み合わせることでも栄養価を改善することができる．たとえば米たんぱく質と大豆たんぱく質を組み合わせて摂取すると，米に不足するリシンを大豆たんぱく質が補うため，栄養価が高くなる．

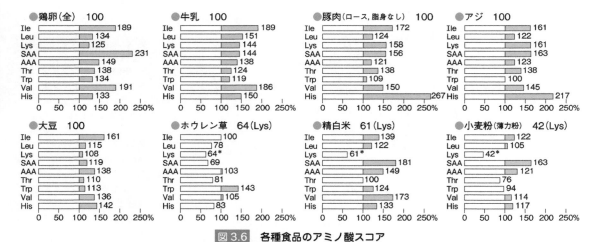

図3.6 各種食品のアミノ酸スコア

SAA：メチオニンとシステイン，AAA：フェニルアラニンとチロシン．＊第一制限アミノ酸．すべての不可欠アミノ酸が評点パターンの基準より多く含まれている場合，アミノ酸スコアはどれも100になるが，組み合わせたときに栄養価を改善する「アミノ酸の補足効果」は食品によって異なることが確認できる．
（注）1985年 FAO/WHO/UNU パターン（2～5歳）による．
香川芳子監，『五訂増補食品成分表 2009』，女子栄養大学出版部 (2008)，p.77.

世界各地の伝統的な食生活には，小麦と豆，トウモロコシと豆などの植物性食品どうしを組み合わせることによる改善例が多く見られる．また，パンとチーズ，ジャガイモと牛乳など，主食と動物性食品との組み合わせも効果的である．

なおアミノ酸の補足効果のためにはそれぞれの食品あるいはアミノ酸を同時に摂取することが大切であり，数時間遅れて別々に摂取した場合にはほとんど効果が見られない．また不足するアミノ酸を補うために一部のアミノ酸だけを多く添加すると，かえって体たんぱく質の合成が阻害されたり脂肪肝を起こしたりする．この現象をアミノ酸インバランスという．

⑤ たんぱく質の上手な摂りかた

たんぱく質は私たちのからだの重要な構成成分であり，体たんぱく質を維持するために食事からたんぱく質を補給する必要がある．とくに成長期，妊娠中，授乳中の女性は必要なたんぱく質の量が多くなる．また，高齢者にとって栄養不足はさまざまな体の機能の衰えや虚弱（フレイルという．老化にともなう機能低下，虚弱）を招く．とくにたんぱく質の摂取不足は筋肉量の低下（サルコペニアという．加齢による筋肉量と筋力の低下）の原因になるため，十分に摂ることが重要である．しかし，私たちのからだはたんぱく質を貯蔵するための特別なしくみを持っておらず，たんぱく質を多く摂っても，その分の筋肉がつくられるわけではない．過剰に摂取したたんぱく質はエネルギー源として使われるか，体脂肪に変えられて貯蔵される．たんぱく質の過剰摂取は肝臓，腎臓に負担をかけ，とくに腎機能に悪影響を及ぼす．

エネルギーは糖質，脂質から摂るようにし，たんぱく質は体たんぱく質をつくるのに必要な量を摂取するのが望ましい．「日本人の食事摂取基準（2020 年版）」では，成人男性で 65 g/日，成人女性で 50 g/日（目標量 13 ～ 20%エネルギー比率）とされている．なお，加齢にともなって減少する筋肉量と筋力を維持するために高齢者では目標量の下限が高く設定されている．

⑥ 栄養失調

現代の日本では肥満が健康上あるいは美容上の問題になることが多いが，世界の人口のうち約 30%がなんらかの栄養欠乏症，約 8 億人がたんぱく質・エネルギー栄養失調症（PEM）状態にあるともいわれている．たんぱく質・エネルギー栄養失調症はアジア・太平洋地域の発展途上国やサハラ以南のアフリカ地域に多く，とくに後者では 3 人に 1 人という高率で幼児にとっては命にかかわる深刻な問題になっている．

その理由の一つとして発展途上国で生産した穀物が先進国の家畜の飼料用に輸出され，人々は限られた種類の穀物だけを食べて生活せざるを得ないことがあげられる．穀物に含まれるたんぱく質には必須アミノ酸が不足

ワンポイント

含硫アミノ酸の摂取とカルシウム
硫黄を含むアミノ酸が体内で酸化されると硫酸ができる．それを中和するためにカルシウムが使われる．

たんぱく質を多く含む食品

	食品名	100 g あたりのたんぱく質(g)
魚貝	まあじ	19.7
	べにざけ	22.5
	ほたて貝柱	13.5
肉	和牛かた赤肉	20.4
	豚ヒレ	22.2
	鶏ささ身	23.9
卵	鶏卵	12.2
乳	牛乳	3.3
	プロセスチーズ	22.7
大豆	糸引き納豆	16.5
	木綿豆腐	7.0

「日本食品標準成分表 2020（八訂）」．

栄養素とその働き

PEM
protein energy malnutrition
たんぱく質とエネルギーが十分に摂れていない状態．

しているため（たとえば小麦ではリシン，トウモロコシではリシンとトリプトファン），子どもの発育に障害が出るだけでなく浮腫，貧血，肝臓肥大，皮膚障害などの症状が現れる．このような栄養失調症をクワシオコールという．クワシオコールは，摂取エネルギーが充足していてもたんぱく質摂取不足や栄養価の低いたんぱく質にかたよった食生活を続けることによって起こり，離乳後の幼児期でこの栄養障害を経験すると，その後の回復は非常に困難になる．

なお，飢餓などによりたんぱく質とエネルギー摂取がともに不足した栄養障害をマラスムスという．マラスムスでは全身の消耗が著しく，体脂肪が極端に少なく筋肉も萎縮する（標準体重の 60% 以下の場合にマラスムスと診断する）．どちらの栄養失調症も感染症に対する抵抗力の低下や消化吸収力の低下を起こし，さらなる栄養失調を招く．

例題

1　エネルギー源となる栄養素にはどんなものがあるか．またそれらを多く含む食品の例をあげなさい．

2　（　）内に適切な語句を入れなさい．

(1) 日本人が摂取する糖質のうち 90% 以上は，多糖類の（①）であり，いわゆる「主食」（穀物，イモ類など）の主成分となっている．①が消化されると（②）となり，血液中に溶けて全身の細胞に送られてエネルギー源として利用される．糖質 1 g あたり約（③）kcal のエネルギーを得ることができる．

(2) 中性脂肪は，グリセリン（グリセロール）に 3 分子の（④）がエステル結合したものである．④のうち二重結合を持つものを（⑤）といい，その中でも二重結合を二つ以上持つものを（⑥）という．

(3) たんぱく質とは，多数の（⑦）が遺伝情報に従って結合したものである．たんぱく質を構成する⑦は約（⑧）種類である．

1　糖質　（穀類，イモ類など）
　　脂質（動植物油など）
　　たんぱく質（肉類，魚介類，卵，乳・乳製品，大豆など）

2　① デンプン　② グルコース　③ 4　④ 脂肪酸　⑤ 不飽和脂肪酸
　　⑥ 多価不飽和脂肪酸　⑦ アミノ酸　⑧ 20

Column

筋肉をつくるためには栄養，運動，休息

成長期の子どもやスポーツをする人だけでなく，高齢者にとっても筋肉をつくることは非常に大切である．高齢者の筋肉の衰えは運動能力の低下を招き，転倒の危険性も高くなる．転倒して骨折し，寝たきりになってしまうことも多い．

筋肉をつくるためには，筋肉の主成分であるたんぱく質に加えて糖質を十分に摂取することが必要である．糖質が不足すると，たんぱく質がエネルギー源として消費されてしまうからである．また，筋線維は運動により傷害を受け，その後修復されることで肥大する．運動直後にたんぱく質（またはアミノ酸）を摂ると，損傷した筋線維がより効率よく回復する．

また，筋肉が増えるためには成長ホルモンが必要である．「寝る子は育つ」といわれるが，実際に運動後の睡眠中には多量の成長ホルモンが分泌される．夕食で摂取したたんぱく質は，睡眠中の筋たんぱく質の合成に利用されやすいのである．

つまり筋肉を増やすには，トレーニングをしたあと食事をしてよく眠る，というのが理想的ということになる．なお，ジョギングなどの持久性の運動よりも，短時間で行う瞬発型の運動のほうが成長ホルモンが多く分泌されるため，筋肉をつくるのに適している．

（2）からだを構成する脂肪—貯蔵脂肪と構造脂肪—

体内の脂質は，その役割によって，① 貯蔵脂肪（エネルギーを蓄える），② 構造脂肪（組織を構成する），③ 機能脂肪（生理機能を担う）に大別できる．機能脂肪は微量で生理作用を調節する働きを持ち，体内の脂質から必要な場所で必要に応じてつくられる（p.76 参照）．

① 貯蔵脂肪（中性脂肪）

中性脂肪は 1 g で 9 kcal ものエネルギーを貯蔵できるため，エネルギーを貯蔵するのに適している．ヒトの体内に糖質（グリコーゲン）を蓄えられる量には限界があるが，脂肪は大量に貯蔵できる．そのため余ったエネルギーは中性脂肪となって皮下脂肪細胞の中（皮下脂肪）や腹腔（内臓脂肪）さらに一部は筋肉内に蓄えられ，空腹時やエネルギー不足のときに利用される．

皮下脂肪は，からだの保温や外部からの衝撃を保護するためにも役立っている．また内臓脂肪は蓄積されるのも活動時に利用されるのも速く，エネルギーの「一時預かり所」のような役割を果たしている．内臓脂肪の過剰な蓄積は，多くの生活習慣病の原因になるとされる．

② 構造脂質（リン脂質，糖脂質，コレステロール）

からだの構成成分としての脂質には，リン脂質，糖脂質，コレステロールがあげられる．これらは細胞膜などの生体膜成分であり，一般にはエネルギー源としては見なされない．

リン脂質とは脂質にリン酸（とその他の窒素化合物）が結合した物質であり，糖脂質は脂質に糖の鎖（オリゴ糖鎖）が結合したものである．どち

ワンポイント

ヒトの体内の脂肪
体脂肪は平均して男性で体重の約15％，女性で体重の約25％蓄えられている．体重50 kgの女性は約12.5 kgの体脂肪を貯蔵しており，これは約2カ月分のエネルギー量に匹敵する．それに対して体内のグリコーゲンは約1日分のエネルギーにしかならない．
安静時のエネルギーは約50％が脂肪から，約40％が糖質から，約10％がたんぱく質からとなっている．運動時にはグリコーゲンが優先的に使われる．

栄養素とその働き

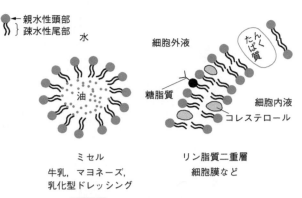

リン脂質の構造

図 3.7　ミセルと細胞膜の構造
水中では疎水性の分子や分子中の疎水性の部分が水分子から排除されて集まる.

らも一つの分子内に水となじみにくい（疎水性）脂質部分と水となじむ（親水性）リン酸や糖鎖部分を持っている（図 3.7）. このような物質を両親媒性物質という. リン脂質は油と水の境目を覆うように並んで入り込み, 水と油をなじませミセルをつくる性質がある. 血中では中性脂肪やコレステロールなどの脂質を包みこんで運ぶのに役立っている（リポたんぱく質）. また, この性質が生体膜（細胞膜）形成などにおいて重要な役割を果たしている.

(a) リン脂質：生体膜の材料

リン脂質は細胞外側を包む細胞膜の主成分として, あるいは脳・神経組織の成分として重要である. リン脂質には不飽和脂肪酸が含まれていることが多い. 融点の低い不飽和脂肪酸が含まれることで, 細胞膜は軟らかく流動する性質を持つことができる. 細胞膜のリン脂質に含まれる脂肪酸は食事から摂取した脂肪酸の種類を反映し, 食物中の脂肪の種類によって細胞膜の性質が変化することが知られている.

生体膜のリン脂質に含まれる不飽和脂肪酸は, 必要に応じて生理機能の調節にかかわる物質（機能脂質）に変化する（p. 76 参照）.

(b) 糖脂質：生体膜表面の働き者

糖脂質のうち, 動物細胞に含まれるのはスフィンゴ糖脂質といわれる物質の仲間である. 脳・神経系を始め, 全身の細胞の表面に存在する. これらは, セラミドといわれる脂質部分を細胞膜のリン脂質二重層に埋め込み, 糖鎖を細胞膜表面に突き出すように存在し, 細胞どうしの認識や結合, 情報伝達の役割を担っている.

(c) コレステロール：細胞膜の構成要素

血液中のコレステロール濃度が高い高コレステロール血症では, 動脈硬化が進行しやすいことが知られている. そのためコレステロールは厄介者扱いされがちだが, じつはからだにとって不可欠な成分である.

胆汁酸の役割
脂肪は水に溶けないため, そのままでは消化酵素の作用を受けにくい. 脂肪を乳化して小さな粒にして分散させ, 消化を助ける働きをするのが胆汁酸である.

体内でのコレステロール合成量
体内で合成する量のほうが, 食事から摂取する量よりも多い. 体重 50 kg の人で, 摂取量が 1 日 200 〜 500 mg に対し, 合成する量は 600 〜 650 mg である.

3 章

コレステロールは細胞膜のリン脂質二重層に埋まったかたちで存在し，膜の安定性を保つのに役立っている．コレステロールがなければ細胞膜は正常な機能を保つことができない．また，そのほかに次のような大切な役割を持っている．

・胆汁酸に変化し，脂質の消化を助ける
・ステロイドホルモンの材料になる
・ビタミン D の材料になる

私たちの体内では，必要に応じてコレステロールをつくり出すことができる．コレステロール摂取量が少なければ体内での合成量が増加し，逆に摂取量が多ければ体内での合成量が減少するように調節されている．そのため特別にコレステロール摂取をこころがける必要はない．

(d) リポたんぱく質：脂質の運搬係

食物から摂取されたり，体内でつくられたりした脂質（中性脂肪やコレステロール）は血液によって運ばれる．脂質はそのままでは血液中に溶けないので，水になじむリン脂質やたんぱく質などに包まれた小さな粒として血中を運ばれる．このような，水になじみにくい脂質とリン脂質やたんぱく質の会合体をリポたんぱく質という（図3.8）．リポたんぱく質は性質や働きによって分類されている（表3.10）．

(e) 脂質異常症

LDL は肝臓から組織にコレステロールを運ぶ役割を持っている．運ばれたコレステロールは細胞膜の成分やステロイドホルモンの材料として利用されるが，血中 LDL が多すぎると血管壁内にたまり，酸化されて血管の弾

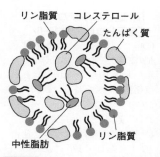

リン脂質　コレステロール
たんぱく質
中性脂肪
リン脂質

図 3.8 リポたんぱく質の構造

ワンポイント

動脈硬化と酸化 LDL
血管内腔に入り，酸化された酸化 LDL がきっかけとなって血管を硬くつまりやすくさせる（動脈硬化）．酸化 LDL-コレステロールは，LDL-コレステロールが体内で生成する活性酸素と反応してできる．予防のためにはビタミン E，ビタミン C，その他の抗酸化栄養素を十分摂ることが必要である．

表 3.10 リポたんぱく質の分類

名称	由来（生成部位）	直径（nm）比重	構成成分の比率（重量%）				おもな機能
			たんぱく質	リン脂質	コレステロール	中性脂肪	
キロミクロン	食事由来	100 ～ 1000 <0.95	1	4	6	90	おもに中性脂肪を脂肪組織に運ぶ
超低密度リポたんぱく質（VLDL）	肝臓	30 ～ 70 0.95 ～ 1.006	10	19	19	50	肝臓でつくられた脂質を組織や筋肉に運ぶ
低密度リポたんぱく質（LDL）	血中	15 ～ 25 1.006～1.063	20	24	45	10	コレステロールを肝臓から組織に運ぶ
高密度リポたんぱく質（HDL）	肝臓	7.5 ～ 10 >1.063	50	30	18	5	コレステロールを肝臓に戻す

キロミクロン，VLDL，LDL，HDL の順に粒子が小さく，たんぱく質の割合が増加し，中性脂肪の割合が減少する．肝臓でつくられた脂質は超低密度リポたんぱく質（VLDL）として血液中に放出される．VLDL は肝臓から組織に脂質を運び，その後分解されて中間密度リポたんぱく質（IDL）や低密度リポたんぱく質（LDL）に姿を変える．LDL はコレステロールを組織に運搬する．一方，高密度リポたんぱく質（HDL）は末梢組織のコレステロールを肝臓に戻す．

**「悪玉」コレステロール，
「善玉」コレステロール**

LDL-コレステロールは動脈硬化の原因の「悪玉コレステロール」，HDL-コレステロールは動脈硬化を防ぐ「善玉コレステロール」とされてきた．しかしコレステロール自体に良い，悪いがあるわけではない．乗る船（リポたんぱく質）によって乗っている人の役割が違うようなものである．HDLという船に乗ったコレステロールは末梢から肝臓に運ばれ，LDLという船に乗ったコレステロールは肝臓から末梢に運ばれる．このとき一部のコレステロールが血管に途中下船することがあり，血管に悪影響を起こすため「悪玉」と言われている．

ワンポイント

有機化合物と天然物

有機化合物は，昔は人工的につくることはできないとされていたが，1828年にドイツのヴェーラーが尿素を合成して以来，生物の働きなしに有機物がつくれることがわかった．いうまでもなく，現在はさまざまな有機化合物が合成されている．生物由来の物質のことを，今では一般に「天然物」と言う．

ミネラル

ミネラルには英語で「鉱物」の意味もある．栄養素の「無機質」とは別の意味なので混同しないようにしよう．マグネシウムについては p.98 参照.

力性を失わせたり血管を詰まらせたりする．それに対して HDL は血管壁や組織細胞膜に過剰に存在するコレステロールを引き抜き，肝臓に回収する．そのため LDL が多く，HDL が少ないとコレステロールが血管壁に蓄積され，動脈硬化の原因になることがわかっている．血液中の LDL-コレステロール値（LDL 中のコレステロール）や中性脂肪値（TG またはトリグリセリドとも表記される）が基準値より高い，あるいは HDL-コレステロール値が基準値より低い状態を脂質異常症という〔以前は高脂血症といわれていたが，2007 年（平成 19）以降は HDL が低い場合も含めて脂質異常症としている〕．

(3) からだをつくる無機質（ミネラル）

　無機質（ミネラル）とは，主要元素（酸素，炭素，水素，窒素）以外の元素のことである．18 世紀初頭まで，生命活動でつくられた物質を有機物（有機化合物），それ以外の鉱物などを無機物と分類していた．現在は炭素どうしの結合（炭素骨格）を持つ化合物を有機化合物，それ以外のものを無機化合物と呼んでおり，生命活動でつくられたかどうかでは決まらない．

　三大栄養素（糖質，脂質，たんぱく質）とビタミンはすべて有機化合物である．これらの化合物は炭素以外に水素（H），酸素（O），窒素（N）などを含んでいる（これらを生体の主要元素という）．ちなみに人体を構成する元素の割合は，酸素約 65%，炭素約 18%，水素約 10%，窒素約 3 %である．これらの四つの主要元素だけで約 96%を占める．無機質はからだをつくる成分として重要なだけでなく，からだの生理作用の調節にも大切な役割を果たしている．

　ここでは無機質のうち骨の成分であるカルシウム，リンと赤血球に含まれる鉄について取り上げる．これらは私たちが摂取不足あるいは過剰摂取しがちなため，気をつけたい無機質である．

① カルシウム—骨の無機質はカルシウム，リン，マグネシウム—

(a) カルシウムの体内分布

　成人の体内には約 1 kg のカルシウムが含まれている．このうち骨と歯に約 99%が存在し（貯蔵カルシウム），残りの約 1 %が体液や血液中で多くの重要な生理作用を担っている（機能性カルシウム）．

　骨は体を支えるだけでなく，カルシウムを蓄える働きをもつ．骨は，おもにコラーゲン（たんぱく質の仲間）でできた基本構造の上に，カルシウムとリン酸が結合したリン酸カルシウムが沈着してかたちづくられる．骨が成長するときはまずコラーゲンの弾力性のある骨組みができ，そこにリン酸カルシウムの結晶が沈着して硬く丈夫な骨になっていく（石灰化）．成長期の子どもの骨は完全に石灰化していないため，非常に弾力性がある．

　骨は石のような無機質のかたまりではなく生きた組織である．大人にな

ると骨が大きく成長することはないが，骨は絶えずゆっくりとつくり変えられて，およそ3年で入れ替わると言われている．骨の内側では骨をつくる細胞（骨芽細胞）と骨を溶かす細胞（破骨細胞）が，常に骨をつくったり（骨形成）壊したり（骨吸収）して骨の新陳代謝を行っている．血中にカルシウムがたくさんあれば骨の中に取り込まれ，不足したときは骨からカルシウムが溶かし出される．骨はからだを支えるだけでなく，このようにカルシウムの倉庫のような役割を果たしている．

（b）カルシウム不足と骨粗鬆症（こつそしょうしょう）

細胞内外や血中のカルシウムは神経や筋肉の興奮・鎮静，心筋の収縮，血液の凝固，ホルモンの分泌調節などさまざまな身体機能の調節に深くかかわっている．そのために血中のカルシウム濃度はほぼ一定になるように調節されている．カルシウム濃度が低くなると骨に蓄えられたカルシウムが血中に送られ，カルシウム不足の状態が長期間続くと骨はどんどんもろくなる．骨が多孔性（スカスカの状態）になることを骨粗鬆症といい，現代のとくに高齢の女性にとって非常に深刻な問題となっている．

よく「骨がやせる」といわれるが，見た目で骨が細くなるのではなく骨の中身（骨量）が減ることにより発症する．そのため気づかないうちに骨がもろくなり，背骨がその重みに耐えられずに変形してしまったり（脊椎圧迫骨折），軽く転倒しただけで骨折する．高齢者が寝たきりになる原因の一つが大腿骨（太ももの骨）の骨折である．

女性はもともとの骨量が少ないうえ，閉経後は骨吸収（骨を壊すこと）を抑える女性ホルモンが減少し骨量の減少が進みやすい．そのため高齢の女性の骨密度は男性よりはるかに早く骨折しやすい領域に入る．

（c）骨を丈夫にするための栄養と運動

骨を強くするためには，カルシウムを十分に摂取するだけでなく適度な運動が欠かせない．骨に対して縦方向の刺激（体重）が加わることで，体内に吸収されたカルシウムは骨に取り込まれやすくなる．逆に刺激が加わらないと骨から急速にカルシウムが溶け出してしまう．これは，長期間寝たきりだった入院患者に骨粗鬆症が多発したことや，無重力状態で生活した宇宙飛行士が骨粗鬆症になったことから広く知られるようになった．そのため高齢者が骨折した場合はできるだけ早く手術により固定し治療を行い，痛みがなくなれば歩行訓練を進めるようになった．

骨に重みがかかる運動が効果的なので，ジャンプを含む運動やジョギングなどのほか，ウエイトトレーニングが効果的である．歩くだけでも効果が認められるので，日常的に運動不足の人はできるだけ歩くように心がけるとよい．また水泳は心肺機能を高める効果は高いが，骨に体重がかからないため骨量を増やす効果は期待できない（骨の周囲の筋肉がきたえられる効果はある）．

骨を形成する無機質

骨を形成する無機質はカルシウム，リン，マグネシウムなどである．成人の体内にはカルシウムは体重の約1.5～2％（約1kg）含まれ，リンは体重の約1％（約500g）含まれている．体内のカルシウムの約99％，リンの約80～85％が骨に存在しており，骨の主材料であるリン酸カルシウム（ヒドロキシアパタイトという鉱物に近い）の材料になっている．そのほかに骨にはマグネシウムも含まれる（体内のマグネシウムは25～30g，うち約60～70％が骨に存在する）．

骨粗鬆症について

財団法人 骨粗鬆症財団ホームページ，http://www.jpof.or.jp/about-top.html 参照．

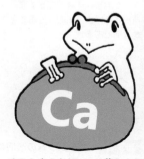

カルシウムをしっかり蓄えよう

血中カルシウム濃度を調節するホルモン

PTH〔副甲状腺ホルモン，パラトルモン（パラソルモン）〕：血中カルシウム濃度が低下すると，骨からカルシウムを取り出す．
ビタミンD（ホルモンのように働く）：血中カルシウム濃度が低下すると，カルシウムの吸収を促進する（p.79）．
カルシトニン：血中カルシウム濃度が上昇すると，カルシウムを骨に沈着させる．

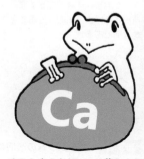
栄養素とその働き

69

表3.11　カルシウムを多く含む食品

食品名		1回に食べる量（g）		カルシウム（mg）	100g中のカルシウム（mg）
乳・乳製品	牛乳	200	1カップ	220	110
	ヨーグルト	100	1/2カップ	120	120
	プロセスチーズ	20	一切れ	126	630
魚介類	マイワシ（丸干し）	50	2尾	220	440
	干しエビ	8	大さじ1	568	7100
	ニボシ	10	5尾	220	2200
	シシャモ	60	3尾	198	330
	ハマグリ	50	2	65	130
野菜	カブ菜	70	1人前	175	250
	小松菜	70	1人前	119	170
	菜の花	70	1人前	112	160
	モロヘイヤ	50	1人前	130	260
その他	木綿豆腐	120	1/2丁	180	150
	ヒジキ（煮物）	5	煮物小鉢	70	1400

骨量の蓄積

成長期には骨の大きさやカルシウム含量が著しく増加する．とくに思春期の2年間に最大骨量（生涯でもっとも多いときの骨量）の約4分の1が蓄積される．しかし，成長が終わったあとでも骨密度は増加する．十分にカルシウムを摂取している場合には最大骨量の時期は30歳前後と考えられていて，最大骨量になるまでは，骨芽細胞が骨をつくる働きのほうが，破骨細胞による古い骨を溶かす作用を上回っている（高齢になると逆になる）．

最大骨量になったあとはすべての人に骨量の減少が見られるため，10歳代から20歳代の間にどれだけ骨密度を高めておくかがとても重要である．骨粗鬆症を予防するためには，成長期に十分にカルシウムを摂り運動することで丈夫な骨をつくっておき，その後はそれをできるだけ減らさないように心がけることが大切である．

カルシウムは，飢えとは縁遠くなった現代の日本でも多くの人が必要量を満たしていない数少ない栄養素である．「日本人の食事摂取基準（2020年版）」では15歳から74歳までの女性の推奨量は1日650mgとされているが，1946年から現在まで平均値でこれを満たしたことはない．日本の土壌にはもともとカルシウムが少ないため，野菜に含まれるカルシウムは少ない．さらに，近年食生活が変化してカルシウムの豊富な小魚や海藻を食べる機会が減ってきた．そのため現代の日本人にとって，もっとも摂りにくい栄養素といわれている．とくに女性は，カルシウムを多く含む食品を摂るように心がける必要がある．

牛乳やチーズなどの乳製品や，まるごと食べられる小魚のほか，植物性食品では大豆類の加工品，ダイコン葉，キャベツ，ブロッコリーなどのアブラナ科の野菜などがカルシウムの良い供給源である（表3.11）．中でも，乳製品のカルシウムは吸収されやすいため積極的に取り入れたい．無機質は必要に応じて吸収率が上がるため，妊娠期でもとくに付加量を設けなくてもよいとされているが，妊娠期はとくに積極的に摂るようにする．また，骨の形成は夜間に活発になるので，カルシウムを多く含む食品を夕食で摂ることが望ましい．

(d) カルシウムの吸収率

無機質は摂取してもすべて吸収されるわけではない．食品の種類や組み合わせによって，あるいは摂取する人の年齢や状態によっても吸収率が変わる（図3.9）．

カルシウムの吸収率は，牛乳や乳製品が約40％と高く，ついで小魚が約

表3.12　カルシウムの吸収に影響を与える因子

吸収促進	吸収阻害
ビタミンD	シュウ酸（ホウレン草，ココア）
クエン酸	フィチン酸（未精製の穀類，豆類）
食酢	
乳糖	リン
乳たんぱく（CPP）	過剰の動物性たんぱく質
	食物繊維
	アルコール
	カフェイン

CCP: colloidal calcium phosphate.
コロイド状リン酸カルシウム．

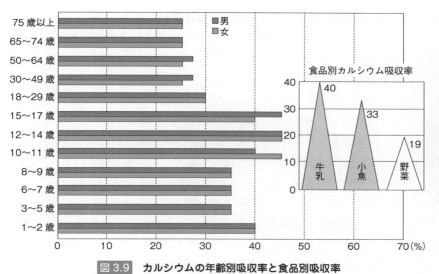

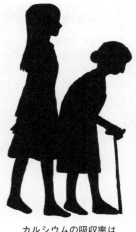

カルシウムの吸収率は
加齢とともに低くなる

図 3.9 カルシウムの年齢別吸収率と食品別吸収率

（注）グラフは見かけの吸収率「日本人の食事摂取基準（2020 年版）」，上西ら，「日本人若年成人女性における牛乳，小魚，野菜のカルシウム吸収率」，日本栄養・食糧学会誌，**51**，259（1998）．

30%，緑黄色野菜が約 20% となっている．また，成長期や妊娠時には吸収率が高く（40% 以上），成人では 30% 以上，高齢になると 25% くらいになるとされる．

ビタミン D，乳糖，適量のたんぱく質などと組み合わせたり，クエン酸（レモンや梅干しなどに含まれる，酸っぱい味のもと）や食酢と摂取するとカルシウムの吸収が良くなる．逆に，ホウレン草に含まれるシュウ酸は吸収を阻害することが知られている（表 3.12）．

表 3.13 カルシウムとリンの含有比

食品名	カルシウム（mg/100 g）	リン（mg/100 g）	カルシウム：リン比
ヒジキ（乾）	1400	100	14.00
小松菜	290	55	5.27
コンブ	680	250	2.72
ゴマ	1200	560	2.14
木綿豆腐	120	85	1.41
牛乳	100	95	1.05
ノリ	410	610	0.67
納豆	90	190	0.47
サンマ	75	160	0.46
鶏卵	55	200	0.28
ご飯	2	30	0.07
牛肉	4	170	0.02

ワンポイント

精製すると失われる栄養素

砂糖は，サトウキビやサトウダイコンをしぼった汁からつくる．黒砂糖は未精製で不純物が多く，そのため独特の風味がある．これを精製して白砂糖（上白糖，ザラメ糖，グラニュー糖など）をつくる．同じ砂糖の仲間だが，黒砂糖は 100 g あたりカルシウムが 240 mg，鉄が 4.7 mg，カリウムが 1100 mg 含まれるのに対して，白砂糖は精製したことでこれらの無機質が失われる．

栄養素とその働き

② リン─骨の成分だが，摂りすぎには注意─

リンは，体内に体重の約 1 ％（約 500 g）含まれ，その約 85 ％がリン酸カルシウムとして骨に存在している．残りの約 15 ％は細胞内と細胞外液に含まれ，細胞内の核酸や ATP，細胞膜のリン脂質などの成分として重要な役割を果たしている．リンはふつうの食生活をしていれば十分摂ることができるため，カルシウムのように積極的に摂取する必要はない．

リンは食品全般に含まれ，とくに肉類や魚介類あるいは乳・乳製品などのたんぱく質食品に多く，大豆や穀物にも比較的多く含まれる．さらに，食品添加物（重合リン酸塩．リン酸の仲間）として広く使用されているため，現代の日本人はむしろ摂りすぎる傾向がある．リンを摂りすぎるとカルシウムの吸収が阻害されるだけでなく，血中のリンとカルシウム濃度のバランスをとるため骨からカルシウムが溶け出し，結果としてカルシウム不足をひき起こす．リンが多い食品ばかりを摂取しないようにしたい（表3.13）．

望ましいカルシウムとリンの摂取割合はおよそ 1：1 とされている．牛乳はカルシウム濃度が高く，カルシウムとリンの比がおよそ 1：1 であり，すぐれた食品といえる．清涼飲料水を飲む子どもが多い．牛乳と異なり，清涼飲料水のほとんどは酸味料としての添加物としてリンを多く含む．カルシウムは含まないので，子どもの飲みすぎには注意する．

③ 鉄─吸収率に注意する─

(a) 鉄の分布と働き

成人の体内には約 3 ～ 5 g の鉄が存在している．そのうち約 60 ～ 70 ％が赤血球中のヘモグロビン（血色素）に含まれ，酸素を運搬する役割を担っている．そのほか約 3 ～ 5 ％が筋肉のミオグロビンや，酵素の必須成分として重要なはたらきを持っている（機能鉄）．残りの約 20 ～ 30 ％はフェリチンやヘモシデリンというたんぱく質と結合したかたちで肝臓，脾臓や骨髄に貯蔵されている（貯蔵鉄）．

機能鉄が不足すると貯蔵鉄が利用され，さらに貯蔵鉄も減少すると血中のヘモグロビンが減った貧血症状（鉄欠乏性貧血）が起こる．

(b) 鉄欠乏症（鉄欠乏性貧血）

ヘモグロビンは赤血球に含まれる赤色のたんぱく質で，中心にヘム鉄が結合している．このヘム鉄に酸素が結合し，肺から取り込んだ酸素を血液循環により全身の細胞に届ける役割を持つ．体内に鉄が不足すると，ヘモグロビンが十分に合成できなくなる．全身に酸素をゆき渡らせることができなくなるため疲れやすく，めまい，頭痛，動悸や息切れが起こりやすくなる．これを鉄欠乏性貧血という．舌炎や口角炎，スプーン状爪などが見られることも知られている．鉄欠乏性貧血は女性に多く，とくに思春期から成人期の女性に多く見られる．

ワンポイント

ヘム鉄

ポルフィリン（環状の化合物）に組み込まれた鉄をヘム鉄という．ヘム鉄は肉や魚に含まれ，たんぱく質に結合して酸素の運搬や酵素の成分としてはたらいている．野菜や大豆，海藻，鶏卵，乳製品などに含まれる鉄は非ヘム鉄である．

ヘモグロビン

赤血球に含まれる赤いタンパク質．全身に酸素を運搬する．

ミオグロビン

筋肉に含まれる赤いたんぱく質．酸素を受け取り貯蔵する．

カタラーゼ

体内でできた有害な過酸化水素を分解する酵素．

シトクロム

エネルギー産生の際に電子の受け渡しを行うヘムたんぱく質の一種．

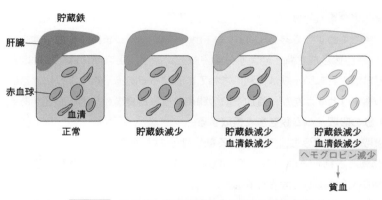

図3.10 貯蔵鉄，血清鉄と貧血のようす（模式図）

3価の鉄はおとなしいけれど

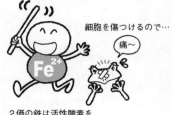

2価の鉄は活性酸素を発生させる

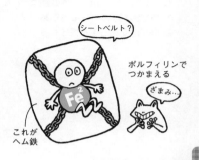

これがヘム鉄

ヘム鉄は酸素を運ぶ

ヘモグロビンは酸素運搬という大切な役割を持つため，最優先で合成される．鉄が不足すると，まず肝臓などの貯蔵鉄が使われ，次に血中の鉄（血清鉄）が使われる．この時点では，まだヘモグロビンの減少は見られない．血液検査で貧血と診断される時点では貯蔵鉄や血清鉄の蓄えがかなり減った状態と言える（図3.10）．女性は月経や，妊娠，出産で鉄が欠乏する機会が多いため，男性よりも鉄を多く摂取する必要がある．また，激しい運動をする人にはスポーツ貧血が多く見られ，鉄の必要量が多いとされている．貯蔵鉄が不足または血中の鉄が基準値を下回る人は，出産可能な世代の女性の約20～30%にのぼることがわかっている．

表3.14 鉄を多く含む食品

	食品名	一回あたりの摂取量（g）		鉄（mg）	食品100gあたりの鉄（mg）
肉類	豚レバー	50	1人分	6.5	13.0
	鶏レバー	50	1人分	4.5	9.0
	牛レバー	50	1人分	2.0	4.0
	牛モモ肉	50	1人分	1.4	2.7
魚介類	サンマ	150	1尾	2.1	1.4
	アサリ	50	むきみ	1.9	3.8
	カツオ	100	刺身1人分	1.9	1.9
	マグロ	100	刺身1人分	1.1	1.1
	シジミ	25	殻付100g	1.3	5.3
野菜	大根菜	70	1人分	2.2	3.1
	小松菜	70	1人分	2.0	2.8
	ホウレン草	100	1人分	2.0	2.0
海藻	ヒジキ（煮物）	5	煮物小鉢	2.8	55.0
	岩ノリ	10	煮物小鉢	4.4	44.0
その他	大豆（ゆで）	50	煮物小鉢	1.0	2.0
	ガンモドキ	80	1個	2.9	3.6
	納豆	50	小1パック	1.7	3.3

栄養素とその働き

💡 ワンポイント

スポーツ貧血

激しいトレーニングをする人に見られる貧血．
急激な発汗による鉄の損失や，足裏に加わる衝撃による溶血などが原因で起こる．
とくに，長距離ランナーに多いと言われている．

ワンポイント

鉄の吸収率

赤身肉，赤身の魚，レバーなど
に含まれる鉄の約40％がヘム
鉄．ヘモグロビン（赤血球）や
ミオグロビン（肉）の赤い色は
ヘム鉄による．非ヘム鉄の吸収
率が数％（多くて十数％と見つ
もられている）に対してヘム鉄
の吸収率は約20％〜35％であ
る（近年50％とする報告もあ
る）．

身体に含まれる鉄（約3〜5g）のうち汗や尿，便とともに排出される
のは，ごくわずかである〔1日に約1mg（0.001g）〕．また，赤血球は1日
約2500億個合成され，絶えず分解されているが，正常時には，鉄はほと
んど排泄されない．鉄は再利用されているからである．このように通常は
鉄の損失はわずかだが，貧血予防の観点から毎日食事から補う必要がある．

（c）鉄の吸収—ヘム鉄を多く摂取する—

摂取した鉄のうち，吸収される割合は他の栄養素と比べて低く，約10
〜15％とされている．また，鉄の吸収率は，食品に含まれる状態や摂取す
る人の状態によって大きく異なる．

食品に含まれる鉄（表3.14）は，吸収率の高いヘム鉄と吸収率の低い非
ヘム鉄に分類される．ヘム鉄は蓄肉や赤身魚に含まれ，非ヘム鉄は植物性
食品に含まれる．ヘム鉄は非ヘム数の数倍吸収されやすい．

非ヘム鉄の多くが吸収されにくい3価鉄（Fe^{3+}）として存在し，ビタミ
ンCや胃酸によって還元され2価鉄として吸収される．それに対してヘム
鉄の多くが食品中で2価鉄（Fe^{2+}）として存在し，そのままのかたちで吸
収されると考えられている．

なお，食品から吸収される鉄の85％以上が非ヘム鉄である．非ヘム鉄は
ビタミンCやクエン酸，たんぱく質などといっしょに摂取することで吸収
されやすくなる．また，精製していない穀物（玄米など）に含まれるフィ
チン酸や紅茶，緑茶に含まれるタンニンは鉄と結合して吸収を阻害する
（表3.15）．

表3.15　鉄の吸収に影響を与える因子

吸収促進	吸収阻害
たんぱく質	シュウ酸（ホウレン草，ココア）
ビタミンC	フィチン酸（未精製の穀類，豆類）
乳酸	タンニン（紅茶，茶，コーヒー）
クエン酸	食物繊維
	カルシウム

また，鉄欠乏のときは吸収率が上がり，体内に鉄が十分あるときは吸収
率が下がり，吸収率が変化することにより，体内の鉄の量は調節されてい
る．しかし，ダイエット志向や，偏食により鉄不足が起こりやすく注意が
必要である．

（d）鉄の過剰症

鉄は吸収率が低いので，ふつうの食生活で摂りすぎが起こることはほと
んどない．しかし，鉄剤やサプリメントが数多く出回っていて，妊娠期な
ど，とくに鉄が必要な時期には予防的に使われることが多い．生体には過
剰に摂取した鉄を排出する機能はほとんどないので，摂りすぎると胃腸障
害や肝臓障害を起こすおそれがあり，むやみに摂取するべきではない．

 ワンポイント

鉄の過剰症

過剰の鉄は触媒として活性酸素
（ヒドロキシルラジカル）を発
生させ，細胞に障害を引き起こ
す．また，遺伝的に鉄を蓄積し
やすく，鉄の過剰摂取で肝硬変
や肝がんを起こしやすい体質の
人がいるので注意すべきである．

例題

Q （　）内に適切な語句を入れなさい.

(1) アミノ酸の中にはヒトが体内でつくり出せないものがあり，これらは食事から摂取しなくてはならない，このようなアミノ酸を（①）という，

(2) 体たんぱく質合成の材料として，体たんぱく質の分解によって生じたアミノ酸と食事たんぱく質の消化によって生じたアミノ酸の両方が使われる．どちらも結合していない遊離アミノ酸の状態で体内に存在する．この遊離アミノ酸を（②）という.

(3) 脂質はそのままでは血液に溶けないので，たんぱく質やリン脂質などと複合体を形成して血中を運ばれる．これを（③）という．この仲間にはキロミクロン，VLDL，LDL，HDL などがある.

(4) 骨を形成する無機質は（④），（⑤），マグネシウムなどである.

A

① 不可欠（必須）アミノ酸　　② アミノ酸プール　　③ リポたんぱく質　　④ カルシウム
⑤ リン（④，⑤順不同）

3　からだの働きを調節する栄養素とその働き

（1）たんぱく質の生理作用を知ろう

　たんぱく質はアミノ酸として体内たんぱく質合成の材料として使われるほかに，ホルモンや酵素など，生体内で利用される成分の合成材料としての役割も持つ．アミノ酸を材料とした，おもな生体成分について述べる.

① トリプトファンからつくられる生理活性成分

　「生理活性がある」とは，微量でも生体の機能に作用することを言う.

　セロトニンは神経伝達物質であり，うつ病の発症機構に関係がある．うつ病では脳内でセロトニン，ノルアドレナリンといった神経伝達物質であるホルモンの分泌不足が原因の一つとされている．セロトニンはアミノ酸のトリプトファン，ノルアドレナリンはフェニルアラニンから合成されるため，これらのアミノ酸の食事からの補給が適切な治療を受けることと併せてうつ病の改善に効果があると言われている.

　抗うつ剤は神経伝達物質の伝達をスムーズにし，神経細胞間の情報伝達

 ワンポイント

セロトニン

神経伝達物質の一つで，自然界では動物・植物に一般に含まれる物質．必須アミノ酸であるトリプトファンから生合成される．体内のセロトニンの 90％は消化管，8％は血小板中，残り2％は脳内に存在している.

を正常化させることによりうつ病の症状を改善させる効果はあるが，神経伝達物質の合成量自体を増やすことはできない上に，副作用もあるため，食事によってアミノ酸を補給することが大切である．トリプトファンは，たんぱく質を豊富に含む食品（肉，魚，豆，種子，ナッツ，豆乳や乳製品など）に含まれる．さらに，トリプトファンをサプリメントとして摂取する場合は過剰摂取の危険性もあるため，サプリメントからよりもバランスのとれた食生活から摂ることを心がけよう．

メラトニンは松果体で分泌されるホルモンで，日周期のリズムを調える働きがあり，時差ぼけの影響を最小限に抑えることに有用であるとされている．メラトニンはセロトニンと同様にアミノ酸のトリプトファンから合成される．

② アミノ酸を成分とする，その他の神経伝達物質

グルタミン酸はうま味成分として良く知られているが，神経伝達物質としても重要であり，大脳での記憶に必要である．チロシン，メチオニン，フェニルアラニンなどは交感神経や副交感神経で働くアドレナリン，ノルアドレナリンの合成材料である．

メチオニン，システイン，シスチン，ケラチンなどは硫黄を含んでいる含硫アミノ酸であり，システインは体内でメチオニンから合成される．シスチンはたんぱく質の構造を安定化するのに用いられ，ケラチンは髪の毛，皮膚，つめなどに含まれている．システイン，グルタミン酸，グリシンからはグルタチオンが合成され，酸化還元反応に寄与している．

③ 生理作用のあるペプチド

2個以上のアミノ酸が合成してペプチドが形成されるが，小さな分子のペプチドの中には動物やヒトにおける試験で血圧を下げる効果などが確認されているものがある．牛乳由来のラクトトリペプチド，ジペプチドであるバリルチロシンを含む魚由来のサーディンペプチドなどはアンジオテンシン変換酵素（ACE）阻害活性に基づく血圧降下作用が認められ，特定保健用食品にも応用されている．

(2) 脂質（多価不飽和脂肪酸，エイコサノイド）の生理作用とは

脂質はエネルギー源としての働き以外に，非エネルギー源として，1）脂溶性ビタミンの吸収を助ける，2）身体保護作用，3）生体膜の構成成分，などの重要な働きをする（p. 65 参照）．

さらに，ヒトが体内で合成できない必須脂肪酸のうち，リノール酸からはアラキドン酸が，α-リノレン酸からはエイコサペンタエン酸（EPA），ドコサヘキサエン酸（DHA）が合成される（表 3.5 参照）．アラキドン酸，EPA など，炭素数 20 の多価不飽和脂肪酸から合成される物質で生体内にて何らかの生理作用を持つものを，エイコサノイドという．プロスタグラ

EPA
eicosapentaenoic acid

DHA
docosahexanoic acid

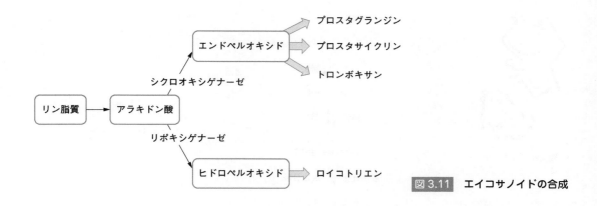

図 3.11　エイコサノイドの合成

表 3.16　エイコサノイドの種類と生理作用

生理作用	n-6 系脂肪酸	エイコサノイド	作用の強度	n-3 系脂肪酸	エイコサノイド	作用の強度
血小板凝集	アラキドン酸 ($C_{20:4}$)	PGE_2	+	エイコサペンタエン酸（$C_{20:5}$）	PGE_3	−
		PGD_2	− −		PGD_3	− −
		TXA_2	+ + +		TXA_3	+
		PGI_2	− − −		PGI_3	− −
免疫システム，炎症	アラキドン酸 ($C_{20:4}$)	PGE_2	+ + +	エイコサペンタエン酸（$C_{20:5}$）	PGE_3	+
		LTB_4	+ + +		LTB_5	+

PGD，PGE，PGF：プロスタグランジンの種類，PGI：プロスタサイクリン，TXA：トロンボキサン，LTB：ロイコトリエン，
＋：弱い凝集性 / 炎症性，＋＋＋：強い凝集性 / 炎症性，−：弱い抗凝集性，− −：中程度の抗凝集性，− − −：強い抗凝集性.
M. I. Gurr，「7 章　脂肪」，J. S. Garrow, W. P. T. James, A. Ralph, eds.，『ヒューマン・ニュートリション：基礎・食事・臨床
（第 10 版）』，医歯薬出版（2004），p. 125 より一部抜粋.

ンジン，トロンボキサン，プロスタサイクリン，ロイコトリエンなどはエ
イコサノイドの一種であり（図 3.11），それぞれ表 3.16 に示したような生
理作用がある.

（3）ビタミンの種類と働きを理解しよう

ⅰ）ビタミンとは

　ビタミンとは，ヒトを含め動物が正常に発育し，生命を維持する上でわ
ずかな量で重要な働きをする成分である. ヒトは体内でビタミンを合成で
きない，あるいは合成できても十分な量ではないため，食物から摂取する
必要がある.

ⅱ）脂溶性ビタミンと水溶性ビタミン

　ビタミンはその性質によって脂溶性ビタミンと水溶性ビタミンに分けら
れる. 脂溶性ビタミンは油脂に溶ける性質があり，ビタミン A，D，E，K
の 4 種がある. 水溶性ビタミンにはビタミン B_1，B_2，B_6，B_{12}，葉酸，ナイ

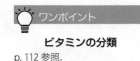

ワンポイント

ビタミンの分類
p. 112 参照.

栄養素とその働き

77

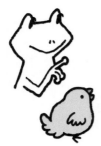

脂溶性ビタミンは
これだけ？
これDAKEです

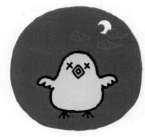

夜盲症は鳥目ともいう

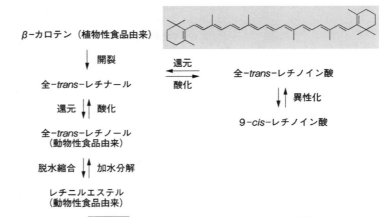

β-カロテン（植物性食品由来）

↓ 開裂

全-*trans*-レチナール

還元 ↓↑ 酸化

全-*trans*-レチノール
（動物性食品由来）

脱水縮合 ↓↑ 加水分解

レチニルエステル
（動物性食品由来）

還元 →
← 酸化

全-*trans*-レチノイン酸

↓↑ 異性化

9-*cis*-レチノイン酸

図 3.12 ビタミン A とプロビタミン A の代謝

アシン，パントテン酸，ビオチン，ビタミンCの9種類がある．

ⅲ）脂溶性ビタミン

　脂溶性のため，食事中の脂質とともに摂取すると体内で吸収されやすい．反対に，胆汁（p. 132 参照）の分泌が障害されると，脂質の吸収とともに脂溶性ビタミンの吸収も障害され不足しやすくなる．また，脂質とともに肝臓などの組織中に蓄積されやすく，からだの外に排泄されにくいため，脂溶性ビタミンの摂りすぎはさまざまな過剰症につながる恐れがある．

（a）ビタミン A（レチノール）

　ビタミンAは通常レチノールのことである．体内ではレチノール，レチナール，レチノイン酸の3種の活性型で作用している（図 3.12）．

　さらに，食品中にはビタミンA以外に体内でビタミンA効力を示す物質に変換される成分がある．これらをプロビタミンA（ビタミンAの前駆体）という．プロビタミンAはおもに植物性食品に含まれ，多くは小腸でビタミンAに変換される．赤や黄色の色素であるカロテノイドがよく知られ，もっともレチノール効力が高いカロテノイドであるβ-カロテンが代表的である．そのほか，α-カロテンやβ-クリプトキサンチンもプロビタミンAの一種で，β-カロテンの半分の変換率である．β-カロテンの吸収を高めるには，1）油と一緒に調理すること（β-カロテンなどのカロテノイドは脂溶性であるため，油と一緒に摂取すると小腸で吸収されやすくなる），2）加熱料理が適している（加熱により野菜の硬い細胞壁がこわれ，β-カロテンが遊離しやすくなる）ことが知られている．

吸収

　食事からビタミンAを摂取すると，脂質とともにキロミクロン中に取り込まれ小腸上皮細胞に吸収される．一定量はリンパ管を経て肝臓に運ばれて貯蔵される．血液中ではレチノール結合たんぱく質（retinal binding protein：RBP）と結合することによって標的組織へと運ばれ，組織を健全

に保護する働きをしている.

働き

ビタミンAは，1）皮膚や粘膜を正常に保つ，2）神経，骨の発達に必要，3）免疫細胞（Tリンパ球）の活性化，4）視覚にかかわるロドプシン，アイオドプシンなどの光受容たんぱく質の成分，などの働きがある.

欠乏症と過剰症

欠乏症：不足すると，皮膚や粘膜の乾燥，暗順応の反応低下，夜盲症，成長障害，胎児の奇形などを引き起こす恐れがある.

過剰症：レチノールは脂溶性であるため過剰摂取した場合は体内に蓄積されやすく，過剰症に注意が必要である．レチノールの過剰症として吐き気，頭痛，肝障害，奇形発現が報告されている．β-カロテンなどのプロビタミンAによる過剰症は現在のところ報告されていない.

（b）ビタミンD

食品から摂取するビタミンDには植物性由来のビタミンD_2（エルゴカルシフェロール）と動物性由来のビタミンD_3（コレカルシフェロール）とがある．ビタミンD_2は植物に存在するプロビタミンD_2（エルゴステロール）から生成され，ビタミンD_3は動物に存在するプロビタミンD_3（7-デ

栄養素とその働き

紫外線

プロビタミンD_3
（7-デヒドロコレステロール）

ビタミンD_3（食品由来）
（コレカルシフェロール）

肝臓

25-ヒドロキシビタミンD_3

腎臓

1α-水酸化酵素

1α，25-ジヒドロキシビタミンD_3
（活性型ビタミンD）

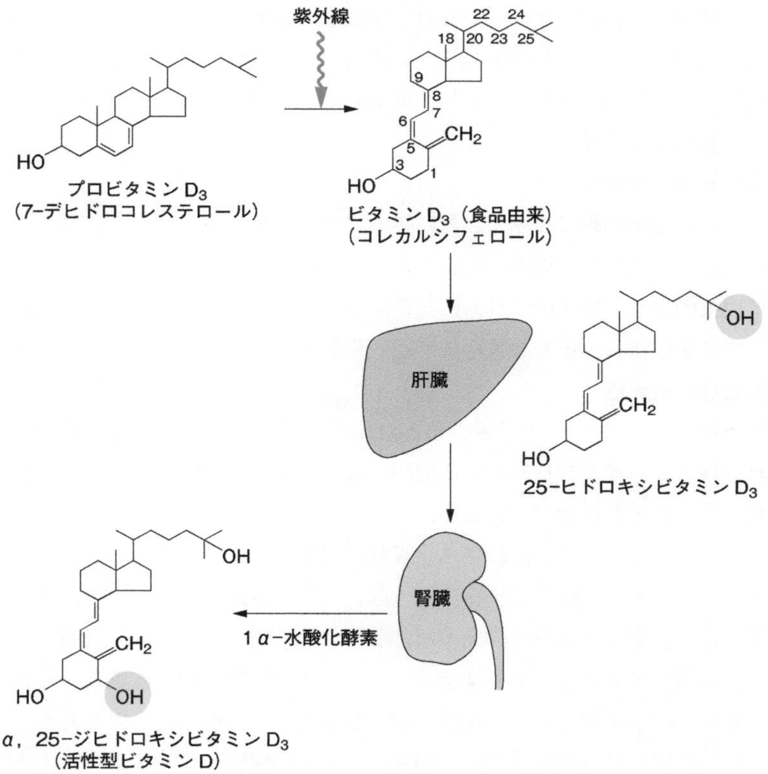

図3.13　ビタミンD_3の代謝

ヒドロコレステロール）から生成される．日光中の紫外線が照射することによって，プロビタミン D_3 はビタミン D_3 へ変化する．D_2 と D_3 はヒトの体内で同様に代謝され，同じ生理活性を持つ．

吸収

ヒトの皮膚にあるプロビタミン D は紫外線によってビタミン D へ転換されたのち，ビタミン D 結合たんぱく質（DBP）と結合して体内に吸収される．食品由来のビタミン D は，摂取されたのちにキロミクロンに取り込まれて，リンパ管を経由して吸収される．吸収されたビタミン D は，肝臓で 25 位が水酸化されて 25-ヒドロキシビタミン D_3 が生成され，続いて腎臓で 1α 位が水酸化されて活性型の $1\alpha,25$-ジヒドロキシビタミン D_3 に代謝される（図 3.13）．活性型ビタミン D になってはじめてビタミン D としてのさまざまな作用を発揮する．

働き―血中のカルシウム，リン濃度の恒常性を維持―

1. 腸管からのカルシウム，リンの吸収を促進

   ビタミン D は十二指腸でカルシウムの吸収を，小腸でリン酸の吸収を促進することで，カルシウム，リンなどのミネラルの代謝や恒常性の維持にかかわっている．

2. 骨の代謝にかかわる

   骨組織においてビタミン D は，甲状腺ホルモンのカルシトニンや副甲状腺ホルモン（パラトルモン，PTH）と協力し合って，骨からのカルシウムの溶け出しを促進し，血中のカルシウム濃度を一定濃度に維持するように働く．

3. 腎臓での作用

   腎臓の尿細管に作用し，尿に排泄されたカルシウムをもう一度吸収するように働く（再吸収）．

   以上のような働きにより，ビタミン D は血中のカルシウム，リン濃度の恒常性を維持し，正常な骨形成や石灰化を促進している．

欠乏症と過剰症

欠乏症：ビタミン D が不足するとカルシウムが骨に沈着するのが阻害され，骨が軟らかくなり変形する原因となる．子どもではくる病，成人の骨軟化症，骨粗鬆症などが起こる．

くる病とはくるぶし，ひざ，手首などの関節（骨端軟骨）が拡大する状態である．座る，はう，歩行する，などの機能が遅れるほか，頭蓋骨全体の軟化，側彎症，歩行時の痛みなどが現れる．極端な場合は内反膝（いわゆる O 脚）や外反膝（いわゆる X 脚）のような下肢の骨の変形が見られる．

骨軟化症は小児のくる病が成人期になってから発症したものを言う．

骨粗鬆症や骨折のリスクは，加齢にともない腸管でのカルシウムの吸収が低下するにつれて高まる．高齢期，老年期におけるビタミン D の摂取不

DBP
vitamin D-binding protein

ワンポイント

日光浴はビタミンD生成に必要？

ビタミンDは，食品からの摂取以外にも，紫外線の作用下で皮膚においても産生される．そのため，日常生活では皮膚に有害な作用を及ぼさない程度の適度な日光浴を心がけるとよい．「日本人の食事摂取基準（2020年版）」では，活用にあたっての留意事項として，「全年齢区分を通じて，日常生活において可能な範囲内での適度な日光浴を心がけるとともに，ビタミンDの摂取については，日照時間を考慮に入れることが重要である」としている．

図 3.14 α-トコフェロールの構造

足も骨折や骨粗鬆症の危険性を高める一因となる.

過剰症：ビタミン D を短期的，または持続的に過剰摂取すると，骨からカルシウムが動員され，血中のカルシウムとリン酸濃度が高くなり，高カルシウム血症，高リン血症につながる．血中のカルシウム濃度が異常に高くなると，腎臓や筋肉へのカルシウムの沈着や軟組織の石灰化が見られる．その他の症状として，吐き気，嘔吐，食欲不振，便秘，虚弱，体重減少などが起こることがある.

(c) ビタミン E

ビタミン E に属する成分は，天然には α-，β-，γ-，δ-トコフェロールと，α-，β-，γ-，δ-トコトリエノールの 8 種類がある．その中でも，α-トコフェロールがもっとも量が多く，生理活性が強い．生体内のトコ

Column

ニュートリゲノミクス－遺伝と栄養－

ニュートリゲノミクス（nutrigenomics）とは，栄養（nutrition）と遺伝解析学（genomics）との合成語である．ヒトの全遺伝子情報のことをヒトゲノムという．2001 年にヒトゲノム解析が完成したことによってヒトの DNA の全塩基配列は解読され，遺伝子の塩基配列と働きを網羅的に解析するためのゲノム情報が得られるようになった．栄養学の分野においても，このゲノム情報に基づいて個人に対応した個別の栄養学を展開していこう，という考え方が生まれた．その結果，栄養素の摂取とその作用機序について解明する「分子栄養学」という学問が登場し，栄養指導の現場では個人の遺伝子多型に対応した栄養指導を行う「テーラーメイド栄養指導」の実践が望まれている.

ヒトの全遺伝子は，約 30 億の塩基の配列から成り立っていることが知られており，その約 99.9% はヒトで共通しており，残りの約 0.1%，約 600 文字の塩基配列が個々人で異なる．この違いは塩基配列に変異が起こることによるものであり，遺伝子の多型と呼ぶ．遺伝子多型のうち，一つの塩基のみの配列の違いにより起こるものをスニップス（SNPs, single nucleotide polymorphisms）という．遺伝子多型やスニップスは個人の疾病，とくに生活習慣病へのかかりやすさ，栄養素や薬に対する感受性の違いを説明するための要因の一つとなっている.

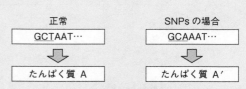

図　SNPs とは

遺伝子は三つの塩基で一つのアミノ酸をつくるが，三つのうち一つ違うと別のアミノ酸に置き換わる．アミノ酸が変わるとたんぱく質の構造も変わり，機能にも変化が生じる.

- ・特定の疾患へのかかりやすさ
- ・薬の効く人，効かない人
- ・副作用の出やすい人，出にくい人

などの差を生むのに，SNPs は影響因子の一つだと考えられている.

転写調節因子を活性化するビタミン

細胞は細胞外からシグナル情報を伝える分子を受け取るが，その分子が脂溶性のものである場合には，核の中に存在する核内受容体が受け取ることが多い．

ビタミンAはレチノイン酸として細胞の核内に存在するレチノイド核内受容体（RAR）と結合すると，特定の遺伝子を活性化する．ビタミンAに皮膚，粘膜を正常に保つ働きがあるのは，このレチノイン酸の遺伝子に対する作用によるものである．しかし，

レチノイン酸は活性が非常に強いため，サプリメントなどで摂りすぎると過剰症に陥り，有害となる場合もあるため，レチノイン酸製剤を用いるときには医師の指導に従うなど注意が必要である．

同様にビタミンDも核内受容体であるビタミンD受容体（VDR）と結合すると，カルシウム代謝調節，細胞の増殖と分化にかかわる調節因子の遺伝子の転写を制御する．

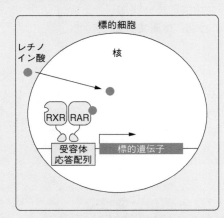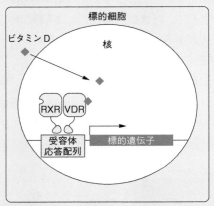

図　ビタミンAとビタミンDによる遺伝子発現調節

RXR：レチノイドX受容体，核内受容体を介したビタミンA，Dの作用機構は，ビタミンAまたはDと結合した受容体がRXRと二量体を形成し，遺伝子上の受容体応答配列に結合して標的遺伝子の転写を調節する．
金本龍平 編，『分子栄養学』，〈エキスパート管理栄養士養成シリーズ〉，化学同人（2005），p.120 より作成．

表　ビタミンD受容体のおもな標的遺伝子とビタミンDの生理作用

作用（組織）	標的遺伝子
カルシウム吸収（小腸）	ECaC，PMCA1b，カルビンディン
カルシウム再吸収（腎臓）	1α-水酸化酵素，24-水酸化酵素，ECaC，PMCA1b，カルビンディン
PTH産生抑制（副甲状腺）	PTH
マトリックス形成とミネラル化（骨芽細胞）	オステオカルシン，オステオポンチン，オステオプロテゲリン，RANKL
骨吸収（破骨細胞）	RANK，インテグリン受容体

ECaC：上皮カルシウムチャネル，PMCA1b：形質膜 Ca^{2+}-ATP アーゼ，PTH：副甲状腺ホルモン．
金本龍平 編，『分子栄養学』，〈エキスパート管理栄養士養成シリーズ〉，化学同人（2005），p.120 より作成．

3章

フェロールのうち，90%をα-トコフェロールが占める（図 3.14）．「日本人の食事摂取基準（2020 年版）」ではビタミン E 量について，α-トコフェロール当量として示している．

吸収

摂取したビタミン E は，脂質とともに胆汁酸などによってミセル化され，腸管からリンパ管を経て吸収される．

働き

細胞膜などに豊富に存在し，それ自体が酸化されることによって，体内の脂質，とくに酸化されやすい多価不飽和脂肪酸の抗酸化（酸化防止）作用を示す．

欠乏症と過剰症

欠乏症：動物実験により欠乏すると不妊や流産の危険性が高まるとされ，男性においては睾丸での精子形成障害の可能性が報告されている．細胞膜の破壊，赤血球の溶血が起こりやすくなるとされている．

過剰症：低出生体重児に補充投与した場合，出血傾向が認められている．

(d) ビタミン K

ビタミン K には，自然界に存在する天然のビタミン K_1（フィロキノン）と，動物の腸内細菌や微生物によって合成されるビタミン K_2（メナキノン）の 2 種類がある（図 3.15）．

ビタミン K_1 は緑黄色野菜などに含まれ，ビタミン K_2 には 11 種類の同族体がある．食品中には，動物性食品中に含まれるメナキノン-4 と，納豆菌

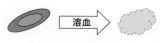

赤血球の溶血

栄養素とその働き

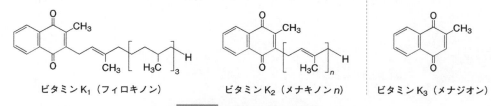

ビタミン K_1（フィロキノン）　　ビタミン K_2（メナキノン n）　　ビタミン K_3（メナジオン）

図 3.15　ビタミン K の同族体

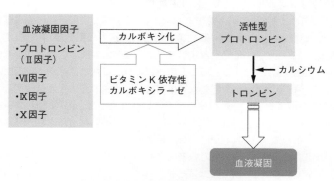

血液凝固因子の生合成にビタミン K が必要

図 3.16　止血作用とビタミン K

ワンポイント

オステオカルシン

骨や歯に含まれているたんぱく質で, 骨の非コラーゲン部位の約20%を占める. ビタミンK依存性γ-カルボキシグルタミン酸を含む. 骨芽細胞によってつくられ, カルシウムと結合し, カルシウムを骨に蓄積することによって骨形成に働くため, 血液中のオステオカルシン濃度を把握することは, 骨代謝の状態を知る上で重要である.

 ワンポイント

低プロトロンビン血症

ビタミンKが欠乏するとプロトロンビンから活性型プロトロンビンへのカルボキシ化が妨げられるため, 血液中のプロトロンビンが低値となり低プロトロンビン血症に陥る. 新生児低プロトロンビン血症として, あるいは分娩時出血や抗生物質投与中に起こる場合がある.

によって産生されるメナキノン-7がとくに多い.

吸収

食事から摂取したビタミンKは, 胆汁酸とミセルを形成して膵液と混合され, 小腸から吸収される. 吸収されたビタミンKは, キロミクロンに取り込まれて血液中に入り, 肝臓に運ばれ, リポたんぱく質とともに各組織に運搬される.

働き

ビタミンKは, 血液凝固因子の合成に必要なビタミンである (図3.16). プロトロンビンを始めとした血液凝固因子合成の際に, 各種たんぱく質のグルタミン酸をγ-カルボキシグルタミン酸に変換するときの補酵素として働く. この働きによって, 血液凝固因子はカルシウムと強く結合できるようになり, 血液凝固が起こる. また, ビタミンKは骨の形成にも必要なビタミンである. 骨形成に必要なオステオカルシンの生成にもビタミンKが必要であるためである. メナキノン-4 (メナテトレノン) は低プロトロンビン血症や, 骨粗鬆症の治療薬として用いられている.

欠乏症と過剰症

欠乏症:ヒトの腸内細菌によっても合成されるため, 通常の食事をしていれば欠乏症が起こることはほとんどない. ビタミンKを含む食品の摂取不足, 長期間の抗生物質投与によって腸内細菌によるビタミンK合成量が減少したときなどは, 欠乏症が見られる場合がある.

鼻血, 胃腸からの出血, 月経過多, 血尿, 血液凝固の遅延など. 骨粗鬆症や骨折を引き起こす可能性もある. 新生児では腸内細菌が十分に育って

Column

栄養所要量から食事摂取基準へ

現在, 厚生労働省より公表されているのは「日本人の食事摂取基準 (2020年版)」だが, 食事摂取基準は2004年 (平成16) までは「栄養所要量」と呼ばれていた. 「栄養所要量」とは, 昭和45年 (1970) に策定され, 日本人の健康の保持・増進と, 生活習慣病の予防のための標準となるエネルギー量と各栄養素の摂取量を, 厚生省 (当時) が示したものである. 以後, 5年ごとに改定され, 第6次まで改定されていた.

かつて栄養所要量は, 栄養不足による「欠乏症」を予防することをおもな目的として, とくに集団給食で提供する栄養素量の目安として用いられてきた. しかし, 時代とともに日本人の食生活も変化を遂げ,

現在ではむしろ栄養の過剰摂取が懸念されていることもあり, 「栄養欠乏を防ぐための必要量 (所要量)」だけでなく, 「栄養の過剰摂取による健康障害を防ぐための上限値 (許容上限摂取量)」も設定する必要が生じてきた. また, 栄養素の摂取状況は個人によってさまざまになってきたことや, 疾病についても多く見られた感染症よりも, 生活習慣病が多くを占めるようになったことから, 「集団」のみならず「個人」への対応が必要になってきた. そこで, 欠乏だけでなく過剰摂取にも配慮し, かつ個人と集団の両方に対応できる概念として, 食事摂取基準が新たに策定され, 2005年 (平成17) より用いられるようになった.

いないため欠乏症が起こりやすく，脳内出血，消化管出血などがある．

過剰症：ビタミン K_1 および K_2 について，大量摂取による毒性は報告されていない．合成品であるビタミン K_3 は，溶血性貧血，高ビリルビン血症，肝機能抑制などが報告されているため，使用が禁じられている．

iv）水溶性ビタミン：エネルギー代謝，三大栄養素にかかわる

水溶性ビタミンの多くは，補酵素として糖質，脂質，たんぱく質の代謝過程を調節する働きがある．脂溶性ビタミンの摂りすぎは過剰症につながりやすいのに対し，水溶性ビタミンは体内で利用される分以外の，残りの（過剰に摂取した）分は尿中に排泄させるため，過剰症は比較的少ない．ここでは，他の栄養素との関係別に水溶性ビタミンの種類と働きについて述べる．

（a）ビタミン B_1

ビタミン B_1（チアミン）は，初め鈴木梅太郎やフンクによって米ぬか中の抗脚気成分として発見され，のちにビタミン B_1 と名づけられた．天然にはビタミン B_1 にリン酸が結合した，チアミン一リン酸エステル（TMP），チアミン二リン酸エステル（TPP），チアミン三リン酸エステル（TTP）の3種類のリン酸エステルが存在する（図 3.17）．

吸収

摂取したビタミン B_1 は体内ではリン酸から遊離してチアミンとなって小腸から吸収される．吸収されたビタミン B_1 は再度リン酸化し，肝臓や筋肉などの各組織に運搬されて蓄積あるいは利用される．体内では大部分が TPP のかたちで存在し，利用後は，尿中や糞中に排泄される．

働き

ビタミン B_1 は TPP となり，糖質代謝における酵素（ピルビン酸脱水素酵素，トランスケトラーゼ），および分岐鎖アミノ酸代謝における酵素（α-ケトグルタル酸脱水素酵素）などの補酵素として働く．したがって，ビタミン B_1 が不足すると，解糖系や TCA 回路などの糖質代謝が円滑に行われなくなる．

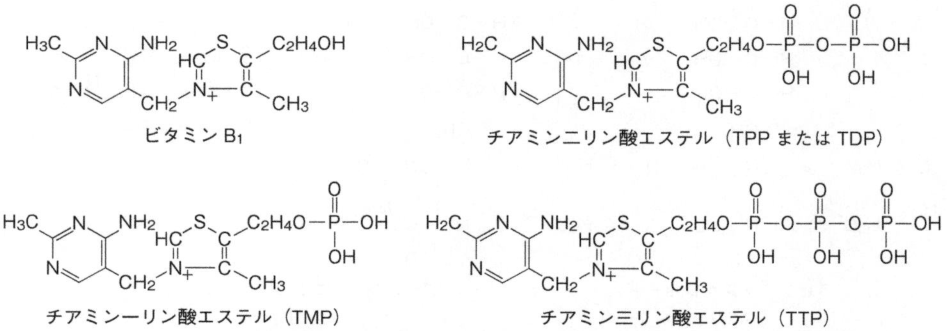

ワンポイント

ワーファリンなどの抗凝固薬とビタミンK

抗凝固薬を用いている場合は，ビタミンK製剤やビタミンKを多量に含む食品の摂取を控えたほうが良い場合もあることに留意する．血液凝固に関与するワーファリンは，ビタミンKの作用を阻害することで血栓（血液のかたまり）をできにくくしている．したがって，ワーファリンの服用中にビタミンKを多く含む食品（納豆，青汁，クロレラなど）を摂取するとワーファリンのビタミンKに対する阻害作用が不十分となり，血液凝固を防ぐ作用が弱められてしまう．

ワンポイント

ビタミン B_1 と調理方法

ビタミン B_1 は水溶性のため流失しやすく，また熱に弱いため加熱により損失する．煮汁やゆで汁も活用する調理法にする，あるいは電子レンジを使い加熱時間を短縮するなど，調理法を工夫することで損失を少なくすることができる．

栄養素とその働き

H3C-C2H4OH 等の構造式

ビタミン B_1

チアミン二リン酸エステル（TPP または TDP）

チアミン一リン酸エステル（TMP）

チアミン三リン酸エステル（TTP）

図 3.17 ビタミン B_1 と3種類のリン酸エステル

欠乏症と過剰症

　食事からの摂取が不足したときや，糖質の多い食品やアルコールを多量に摂取したときなどは，ビタミン B_1 の需要が高まり不足しやすくなる．糖質代謝に補酵素として関与するビタミン B_1 が不足すると，ピルビン酸がアセチル CoA に変換できず体内に蓄積され，エネルギー産生は滞ってしまう．またエネルギー産生が滞ると，糖質をおもなエネルギー源としている脳の中枢神経，末梢神経のコントロールに影響が現れ，脚気，ウェルニッケ脳症などを始めとした症状につながる．

　脚気では，全身倦怠，体重低下，四肢の知覚障害，腱反射消失，心悸亢進，心拡大，などが見られる．

　ウェルニッケ脳症では眼球運動麻痺，歩行運動失調，意識障害，健忘症などが見られ，慢性化するとコルサコフ症候群という脳の機能障害に移行する．

　過剰摂取についての報告はないが，非経口的摂取（経中心静脈栄養輸液）により，まれに過敏症を引き起こすという報告もある．

(b) ビタミン B_2

　ビタミン B_2（リボフラビン）は自然界において，すべての動物や植物に含まれている．体内に吸収されるとリン酸やヌクレオチドと結合し，フラビンモノヌクレオチド（FMN），およびフラビンアデニンジヌクレオチド（FAD）に変換される．食品中のビタミン B_2 はほとんどが FMN か FAD として存在する（図 3.18）．

吸収

　摂取したビタミン B_2 は，体内でいちどリボフラビンに分解され小腸から吸収される．吸収後は小腸でリボフラビンキナーゼによってリン酸化されてリン酸，ヌクレオチドと結合し，FMN となる．FMN はアルブミンと結合して肝臓へと運ばれる．FMN はさらにアデニントランスフェラーゼ

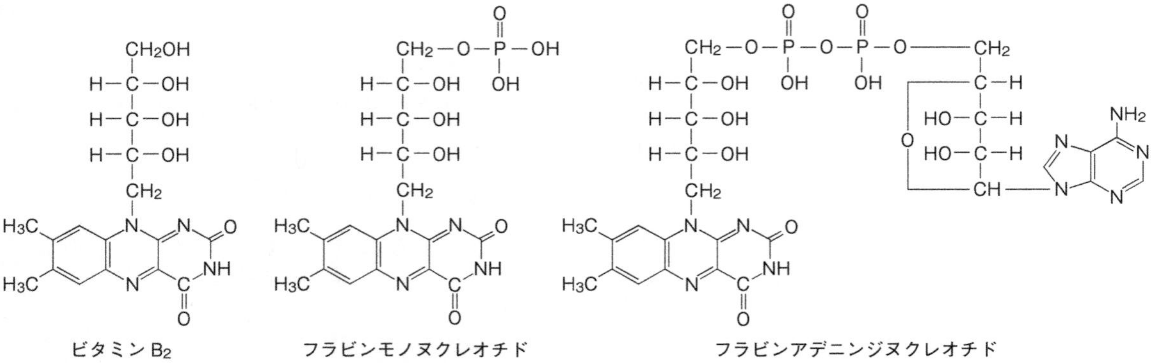

| ビタミン B_2（リボフラビン） | フラビンモノヌクレオチド（FMN） | フラビンアデニンジヌクレオチド（FAD） |

図 3.18　ビタミン B_2（リボフラビン），FMN，FAD の構造

という酵素の働きによりFADとなる．FMN，FADは肝臓，腎臓，心臓などの主要臓器で一定量貯蔵される．過剰に摂取したビタミンB_2は生体内のB_2と交換代謝して，尿中や糞中に排泄される．

働き

FMN，FADとも糖質，脂質，たんぱく質の代謝にかかわる酵素の補酵素として働く．具体的には，生体内の酸化還元反応・電子伝達系に関与するフラビン酵素という脱水素酵素の補酵素として働く．そのほか，ビタミンB_2には，成長促進作用，皮膚や粘膜の保護作用といった働きもある．

欠乏症と過剰症

欠乏症：ビタミンB_2不足は単独ではあまり起こらないが，ビタミンB_2摂取量が不足したとき，ビタミンB_2の代謝異常，疾患（肝疾患，下垂体疾患，糖尿病など），薬物の影響により起こることがある．成長障害，脂漏性皮膚炎，口内炎（口唇炎，口角炎，舌炎．図3.19）などが見られる．

過剰症：過剰摂取したビタミンB_2は尿中に排泄されるため，毒性や過剰症の報告はない．ただし，下痢や多尿が起こる可能性がある．また，ビタミンB_2は黄色を帯びているため，過剰に摂取すると尿が黄色やオレンジに変色する．

口唇炎
（炎症が唇にできる）
口角炎
（炎症が口角にできる）
舌　炎
（炎症が舌にできる）
歯肉炎
（炎症が歯ぐきにできる）

図3.19　**いろいろな口内炎**

口内炎とは，口の中の粘膜に発生する炎症状態すべてを指す．
http://www.juvela.net/dictionary/discomfort/mouth02.html より作成．

(c) ナイアシン

ナイアシンとは，ニコチン酸とニコチンアミドの総称である．生体中にもっとも多く存在するビタミンで，生体内ではアデノシン二リン酸と結合

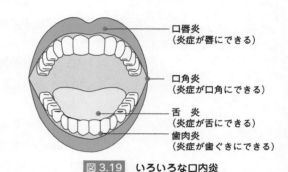

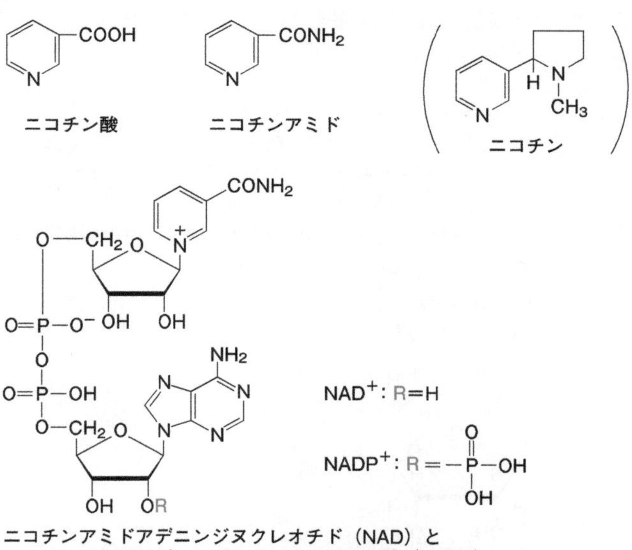

COOH
N
ニコチン酸
$CONH_2$
N
ニコチンアミド
H
N
CH_3
N
ニコチン
$CONH_2$
N+
O—CH_2 O
O=P—O⁻ OH OH
O
O=P—OH
O—CH_2 O
NH_2
N
N
N
N
OH OR
NAD^+: R=H
$NADP^+$: R=—P(=O)(OH)—OH

ニコチンアミドアデニンジヌクレオチド（NAD）と
ニコチンアミドアデニンジヌクレオチドリン酸（NADP）

図3.20　**ナイアシンとその補酵素**

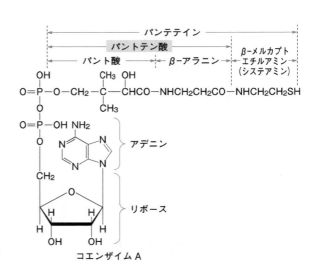

ナイアシン当量

食事摂取基準で示されているナイアシンの数値は,「ナイアシン当量」という単位で表されている.

肝臓では必須アミノ酸であるトリプトファンからニコチンアミドが合成される.トリプトファン 60 mg からナイアシン 1 mg に転換されるため,食品から摂取したトリプトファン量に 1/60 をかければナイアシンの転換量を求めることができる.

ナイアシン当量(mgNE)
=ニコチンアミド(mg)+ニコチン酸(mg)+1/60 トリプトファン(mg)

3 章

してニコチンアミドアデニンジヌクレオチド(NAD)や,さらにリン酸が結合してニコチンアミドアデニンジヌクレオチドリン酸(NADP)に変換され,存在する(図 3.20).

吸収

ナイアシンは,植物性食品中ではニコチン酸,動物性食品中ではニコチンアミドとして存在し,ニコチンアミド,ニコチン酸のいずれも小腸で受動拡散によって吸収される.ニコチンアミドは肝臓以外の組織に運ばれ,過剰な分が肝臓に運ばれる.ニコチン酸は肝臓に取り込まれたあと,ニコチンアミドに変換されて各組織に放出される.ニコチンアミドは,代謝されたのちに尿中に排泄される.

働き

NAD,NADP の還元型である,NADH と NADPH が酸化還元反応(電子が供与体分子から受容体分子に転移する反応)に関与する酵素の補酵素として機能する.

NADH はおもに糖質,脂肪酸のエネルギー産生の反応における酵素(アルコール脱水素酵素,リンゴ酸脱水素酵素,乳酸脱水素酵素)の補酵素,NADPH は脂肪酸やステロイドの合成に関与する酵素(アシル CoA 脱水素酵素)の補酵素として働く.

欠乏症と過剰症

欠乏症:不足すると,ペラグラ(皮膚炎,下痢,精神神経症状を主訴とする)を引き起こす.ペラグラ患者は日本ではまれだったが,慢性アルコール依存症患者や胃・腸切除患者において,たんぱく質や他のビタミンとともにナイアシンが不足し,ペラグラが見られる場合がある.

過剰症:ニコチン酸の大量摂取により,フラッシング(一時的に顔の紅潮や,かゆみを伴う症状)が起こることが報告されている.また,ニコチン

図 3.21 **コエンザイム A(CoA)の構造**

アミドの大量摂取により、胃腸障害、肝毒性、消化性潰瘍の悪化などの副作用が報告されている。したがって、食事摂取基準では耐容上限量が設けられている。

(d) パントテン酸

パントテン酸は、ギリシャ語で「いたるところに広く存在する」という言葉が由来で命名されたとおり、いろいろな食品に存在している。

吸収

動物・植物性食品中に含まれるパントテン酸は、補酵素型のコエンザイムA（CoA）やパンテテイン誘導体の構成成分の一部として存在している（図3.21）。食品を調理・加工する過程や胃酸の働きによって、これらの物質からパントテン酸に変換され、パントテン酸として小腸から吸収される。

働き

パントテン酸はCoAとなり、脂肪の代謝（脂肪酸の分解と合成）やTCA回路などに深くかかわっているアシルCoAの補酵素として働く。したがって、パントテン酸が欠乏すると、エネルギー産生過程が障害される。

欠乏症と過剰症

欠乏症：パントテン酸はいろいろな食品に含まれるため、欠乏症はあまり見られないが、不足が重症化すると、細胞内のCoA濃度が低下し、成長停止、副腎の障害、手足のしびれと灼熱感（焼けるような痛み）、頭痛、疲労、不眠、胃不快感を伴う食欲不振などが起こる。

過剰症：過剰摂取による副作用の十分な報告はない。

(e) ビタミン B_6

ビタミン B_6 はピリドキシン、ピリドキサール、ピリドキサミンの3種類があり、ピリドキシンとピリドキサミンは植物に存在し、ピリドキサールは動物に存在している。これらはそれぞれ生体内でリン酸と結合してピリドキシンリン酸（PNP）、ピリドキサールリン酸（PLP）、ピリドキサミンリン酸（PMP）として存在している（図3.22）。

吸収

摂取したビタミン B_6 はピリドキシン、ピリドキサール、ピリドキサミンとして小腸で吸収される。ヒトでは腸内細菌によって合成されたビタミン B_6 も小腸で吸収される。吸収後、ビタミン B_6 は肝臓に運ばれ、肝臓の細胞中でピリドキサールキナーゼにより、再びリン酸化される。

働き

生体内ではおもに、ピリドキサール-5'-リン酸が、アミノ基転移反応、アミノ酸の脱アミノ基反応などや、セロトニン、ドーパミン、アドレナリン、ヒスタミンの合成に必須な脱炭酸反応の際に、補酵素として働く。また、アミノ酸系神経伝達物質である生理活性アミンの代謝にかかわっている。このように、ビタミン B_6 はたんぱく質代謝と深いかかわりのあるビ

パントテン酸の調理による損失

水溶性で、酸性、アルカリ性、熱に不安定であるため、調理による損失が大きい。
食品から摂取するほか、ヒトの腸内細菌によってもわずかに合成される。

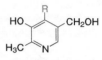

遊離型ビタミン B_6

ピリドキシン：R＝−CH_2OH
ピリドキサール：R＝−CHO
ピリドキサミン：R＝−CH_2NH_2

補酵素型ビタミン B_6

ピリドキシンリン酸：R'＝CH_2OH
ピリドキサールリン酸：R'＝−CHO
ピリドキサミンリン酸：R'＝−CH_2NH_2

図3.22 **ビタミン B_6 とそのリン酸エステル**

ドーパミン

生体内アミンの一種である、カテコールアミンの一つ。生体内では、アドレナリン・ノルアドレナリンの前駆体であり、脳の神経細胞の興奮伝達に重要な働きをする。食品中に含まれるフェニルアラニンやチロシンなどのアミノ酸が、チロシン水酸化酵素によって水酸化されてL-ドーパになり、さらにL-ドーパはドーパ脱炭酸酵素の働きによりドーパミンになることが知られている。

栄養素とその働き

89

タミンである.

欠乏症と過剰症

欠乏症：ビタミン B_6 が単独で不足することは少なく，他のビタミンの不足とともに起こることが多い．脂漏性皮膚炎，湿疹，口角炎，舌炎，貧血，発育不良，神経症状，免疫力低下，アレルギー症状などが見られる．また，ビタミン B_6 不足の結果として，ホモシステインが増加するため，動脈硬化や認知症を促進する可能性がある．

過剰症：ビタミン B_6 は水溶性だが，ピリドキシン大量摂取時に，感覚性ニューロパシーという感覚神経系の神経障害を起こすことが報告されており，食事摂取基準でもピリドキシンとして耐容上限量が設けられている．

ⅴ）造血作用に関与するビタミン（ビタミン B_{12}，葉酸）

（a）ビタミン B_{12}

ビタミン B_{12} は，ミネラルのコバルトを含有する赤い結晶の化合物であり，もともとは抗悪性貧血因子としてウシの肝臓中に発見された（図3.23）．アデノシルコバラミン，メチルコバラミン，スルフィトコバラミン，ヒドロキソコバラミン，シアノコバラミンを総称してビタミン B_{12} という．動物や植物は合成できないので，動物は餌に付着している微生物を食べて体内に取り入れる．

給源

摂取したビタミン B_{12} が腸管から吸収されるには，胃の壁細胞から分泌される内因子と胃内で結合する必要がある．内因子とビタミン B_{12} の複合体は腸管を降りて，おもに小腸の回腸で吸収される．吸収後，ビタミン B_{12} は血液やリンパ液によって肝臓に運ばれ，血液中の糖たんぱく質であるト

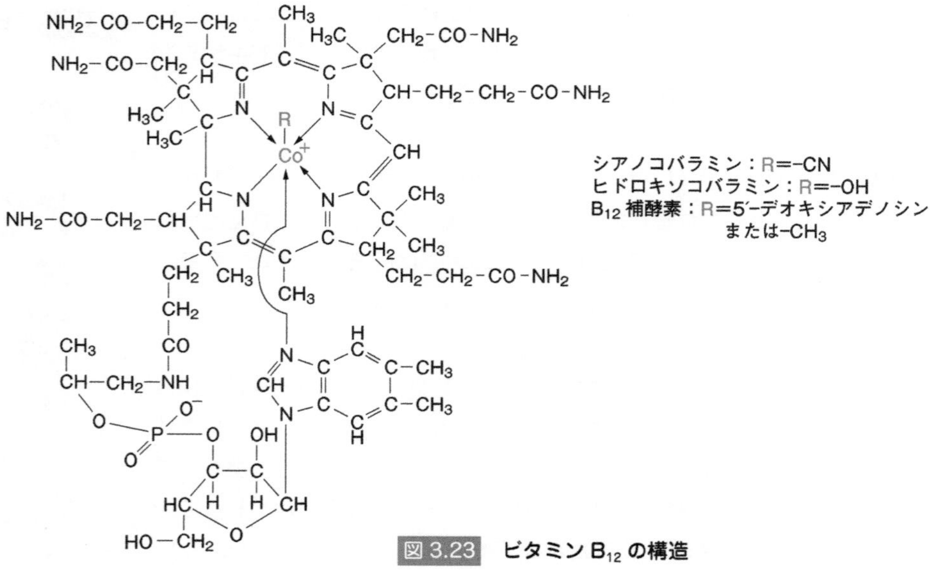

高齢者のビタミン B_{12} 吸収率
高齢者は加齢による体内ビタミン B_{12} 貯蔵量の減少に加え，萎縮性胃炎などで胃酸分泌の低い者が多く，食品中に含まれるたんぱく質と結合したビタミン B_{12} の吸収率が減少している．しかし，高齢者のビタミン B_{12} の吸収率に関するデータがないことから，「日本人の食事摂取基準（2020年版）」においては，高齢者でも推定平均必要量および推奨量は成人（18～64歳）と同じ値とされた．今後さらなる研究報告の蓄積によって，高齢者へのビタミン B_{12} サプリメントが健康の保持に有効か否かの結論が変わる可能性がある．

シアノコバラミン：R＝-CN
ヒドロキソコバラミン：R＝-OH
B_{12} 補酵素：R＝5′-デオキシアデノシンまたは-CH$_3$

図3.23 ビタミン B_{12} の構造

ランスコバラミンIにより標的となる細胞に送られる.

働き

　体内では，メチルコバラミンとアデノシルコバラミンが，アミノ酸代謝
または脂質代謝などの補酵素として働く.

　メチルコバラミンとはメチオニン合成酵素の補酵素として，ホモシステ
インからメチオニンへと変換する反応に関与する（図3.24）．メチルコバ
ラミンが不足すると，メチオニン合成酵素の活性は低下し，ホモシステ
インからのメチオニン合成が阻害される．またアデノシルコバラミンとは，
メチルマロニルCoAからスクシニルCoAへの変換に関与する.

　メチルテトラヒドロ葉酸は，ホモシステインにメチル基を転移させ，メ
チオニンを生成するために必要である．このメチルテトラヒドロ葉酸から
テトラヒドロ葉酸への変換は，補酵素をメチルコバラミンとするメチオニ
ン合成酵素によって触媒されるため，ビタミンB_{12}の存在が必要となる.
ビタミンB_{12}が欠乏するとメチルテトラヒドロ葉酸が蓄積してしまい，
DNA合成に必要なメチレンテトラヒドロ葉酸が不足する．その結果DNA
合成が阻害されて，巨赤芽球性貧血に陥る.

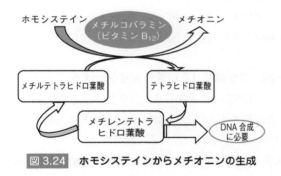

図3.24　ホモシステインからメチオニンの生成

欠乏症と過剰症

欠乏症：腸内細菌によっても合成されるため，通常の食生活では不足する
ことは少ない．厳格な菜食主義者，胃酸分泌の低下した高齢者，消化管切
除者，悪性貧血患者などで不足する場合がある．巨赤芽球性貧血，神経障
害などが起こる.

過剰症：過剰に摂取しても吸収されないため，ビタミンB_{12}の過剰摂取に
よる障害はほとんどない.

(b) 葉酸

　ホウレン草から抽出された成分が，ラテン語で「葉」を意味する「*folium*」，
「酸」を意味する英語の「acid」にちなんで，葉酸（folic acid）と命名され
たのが由来である．葉酸とは葉酸活性を持つ誘導体の総称で，生体内なら
びにさまざまな食品中に存在している．自然の食品中の葉酸（プテロイル

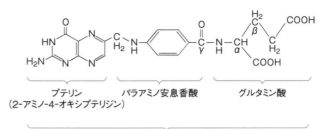

図 3.25　葉酸の構造

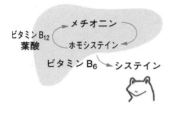

グルタミン酸）は，プテリンとパラアミノ安息香酸に複数のグルタミン酸が結合している（図3.25）．複数のグルタミン酸が結合した葉酸を，ポリグルタミン酸型という．一方，サプリメントなどに添加されている葉酸は，グルタミン酸が一つ結合したモノグルタミン酸型である．

吸収

　食品中の葉酸の大半はポリグルタミン酸型葉酸として存在している．体内では消化管でモノグルタミン酸型にまで分解され，小腸の上皮細胞から吸収される．食品に多く含まれているポリグルタミン酸型葉酸の吸収性は低く，プテロイルモノグルタミン酸の吸収性を100%とすると，ポリグルタミン酸型葉酸の吸収性は約50%とされる．

働き

① 核酸の合成，造血機能（赤血球の形成を助ける）：テトラヒドロ葉酸はDNAを合成するために必要なチミジンを生成するのに必要とされる．不足すると，赤血球を形成するために必要なDNAが合成されず，赤血球が成熟できないために巨赤芽球性貧血を誘発する．

② ホモシステインからメチオニンへの転移に必要：ホモシステインからメチオニンが生成され，さらにホモシステインが代謝されていくためには，葉酸はビタミンB₁₂やビタミンB₆とともに必要な栄養素である．近年，疫学的に血漿ホモシステイン上昇と，動脈硬化性疾患とは強い関連があるという報告があり，高ホモシステイン血症（血液中のホモシステイン濃度が高値になる状態）は動脈硬化の危険因子の一つと考えられている．

③ 妊娠との関連：妊娠期間中は妊婦の葉酸の要求量が増加し，受胎前後の葉酸摂取が胎児の神経管閉鎖障害の危険性を低減することが明らかとなっている．したがって，妊婦の葉酸不足が胎児に障害をもたらす可能性がある．胎児の神経管が形成される時期に，母体が十分な葉酸栄養状態であることが望ましいことから，厚生労働省は食事摂取基準において，「妊娠を計画している女性，妊娠の可能性がある女性及び妊娠初期の妊婦は，胎児の神経管閉鎖障害のリスク低減のために，通常の食品以外の食品に含まれる葉酸（狭義の葉酸）を400 µg/日摂取することが望まれる．」として

Column

胎児の神経管閉鎖障害

脳と脊髄は溝として発生し，受胎後およそ 28 日で閉鎖する（合わさる）ことで管を形成する．これを神経管という．正常な場合は，この神経管由来の髄膜が脳と脊髄をおおう．神経管閉鎖障害では，神経管が正常に発達せず，脳や脊椎が正常にふさがらない．生まれたときに，無脳症（脳に腫瘍のある脳瘤や脳の発育ができない），二分脊椎（脊椎が正常にふさがらない），髄膜瘤などを呈する（図参照）．日本での出産（死産を含む）1 万人に対し，神経管閉鎖障害は 6 人，うち二分脊椎の障害は 3.2 人程度と推計されている（1998 年）．葉酸摂取による神経管閉鎖障害の発症リスクの低減率と発症率の関係については，発症率が高い国ほど葉酸摂取による神経管閉鎖障害リスクの低減率は大きく，発症率が低いとリスクの低減率は小さくなる．日本の発症率（出産 1 万人に対し 6 人）から推計すると，葉酸摂取に

より約 28％のリスク低減率となると考えられている（児母第 72 号健医地生発第 78 号，平成 12 年（2000）12 月 28 日，「神経管閉鎖障害の発症リスク低減のための妊娠可能な年齢の女性等に対する葉酸の摂取に係る適切な情報提供の推進について」）．

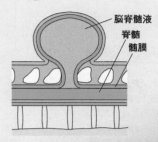

髄膜瘤
http://mmh.banyu.co.jp/mmhe2j/
sec23/ch265/ch265g.html より作成．

いる．

欠乏症と過剰症

欠乏症：食事からの摂取が不足したときや，腸からの吸収不良時に欠乏症が起こることがある．また，抗がん剤，免疫抑制剤，非経口栄養剤投与時，血液透析などの際にも欠乏症が見られる．ホモシステインの血中濃度上昇，造血機能の異常（巨赤芽球性貧血），神経障害，腸機能障害，胎児の神経管閉鎖障害の発生率が高くなる．

過剰症：発熱，蕁麻疹，紅斑，かゆみ，呼吸障害など．また，ビタミン B$_{12}$ 欠乏症の診断の妨げとなったり，亜鉛と複合体を形成するため亜鉛の吸収を阻害する可能性があることからも，食事摂取基準では葉酸の耐容上限量がプテロイルモノグルタミン酸の量として設けられている．

vi）その他の水溶性ビタミン

（a）ビオチン

ビオチンは硫黄，窒素を含むビタミンであり，酵素たんぱく質中のリシンと結合したかたちで存在する．

吸収

体内に入ると，消化により酵素たんぱく質が分解され，ビオチニルペプチドやビオシチンとなる．膵臓から分泌されるビオチニダーゼによってたんぱく質からビオチンが遊離し，遊離したビオチンがおもに空腸から吸収

レベルアップへの豆知識

葉酸とホモシステイン
―心疾患・脳血管障害予防との関係―

葉酸摂取量と，循環器疾患発症率（脳卒中，心筋梗塞など）との関係については，さまざまな研究が行われており，関連性が指摘されている．そのため，葉酸を用いた介入研究が数多く行われているが，明らかな因果関係を示す結果はまだ十分に得られていない．各研究によって異なる結果をどのように解釈すべきか問題が多いのが現状であるが，今後研究がさらに進むことで明らかになってくるかもしれない．

栄養素とその働き

脳脊髄液
脊髄
髄膜

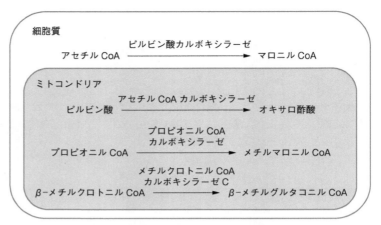

細胞質

アセチル CoA ──ピルビン酸カルボキシラーゼ──→ マロニル CoA

ミトコンドリア

ピルビン酸 ──アセチル CoA カルボキシラーゼ──→ オキサロ酢酸

プロピオニル CoA ──プロピオニル CoA カルボキシラーゼ──→ メチルマロニル CoA

β−メチルクロトニル CoA ──メチルクロトニル CoA カルボキシラーゼ C──→ β−メチルグルタコニル CoA

図 3.26 ビオチンを補酵素とする酵素とその働き

ワンポイント

ビオチン欠乏

ビオチンは平成 15 年（2003）6 月に指定添加物となったが，保健機能食品以外は使用不可となっている．アメリカと違い乳児用の調製粉乳への添加も認められていない．とくにアレルギー対応に治療用調製粉乳を飲んでいる乳児には，ビオチン欠乏が懸念されている．

卵白障害によるビオチン欠乏

生卵白中のアビジンはビオチンと結合し，不溶性となるためビオチンの腸管吸収が阻害され，皮膚炎，脱毛，体重低下などの卵白障害を起こす．しかし，加熱した卵白ではアビジンが変性するため，ビオチンと結合せず卵白障害は起こらない．卵黄中にはビオチンが含まれているため，生の全卵を多く摂取しても通常ビオチン欠乏は起こらないとされている．

される．血液中でビオチンは輸送たんぱく質であるビオチニダーゼと結合し，細胞内に取り込まれる．

働き

　ビオチンは，生体において 4 種類のカルボキシラーゼ（ピルビン酸カルボキシラーゼ，アセチル CoA カルボキシラーゼ，プロピオニル CoA カルボキシラーゼ，メチルクロトニル CoA カルボキシラーゼ C）の補酵素として働く（図 3.26）．これらの酵素反応は糖新生，分岐鎖アミノ酸，脂肪酸合成，エネルギー代謝などにそれぞれ関連している．

欠乏症と過剰症

欠乏症：ビオチンはいろいろな食品に含まれているため，通常の食生活では欠乏症はまれである．しかし，抗生物質の服用により腸内細菌が死滅したときや，生の卵白の大量摂取によって欠乏症が見られる場合がある（卵白障害）．食欲不振，吐き気，悪心，うつ症状，舌炎，蒼白，乾燥鱗片（魚のウロコ状の）皮膚炎，筋肉痛，結膜炎，脱毛，運動失調，知覚過敏など．

過剰症：多量摂取しても，尿中に排泄されるため，報告はない．

(b) ビタミン C

　ビタミン C には，還元型（アスコルビン酸）と，酸化型（デヒドロアスコルビン酸）とがある（図 3.27）．デヒドロアスコルビン酸は生体内で還元酵素により，すみやかにアスコルビン酸に変換される．

　ほとんどの動物はグルコースからビタミン C を合成することができるが，哺乳動物のうちヒト，サル，モルモットなどはビタミン C 生合成に必要な酵素（L−グロノラクトン酸化酵素）を持たないため，体内でビタミン C を合成できない．そのためヒトを含めたこれらの動物は，野菜や果物などの食物からビタミン C を摂取しなければならない．

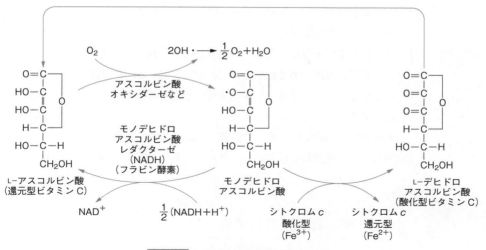

図 3.27　アスコルビン酸の酸化と還元

吸収

　ビタミンCは消化管で吸収され，血中に送られ，ナトリウム依存性輸送と受動輸送によって組織や器官へ取り込まれる．酸化型であるデヒドロアスコルビン酸は，体内ですみやかにアスコルビン酸へ変換されるため，体内におけるビタミンC効力としてはデヒドロアスコルビン酸とアスコルビン酸とでは差がないと考えられている．

働き

① 体内でのコラーゲン合成に必要：ビタミンCは結合組織の生成に必要なコラーゲンの生成を促進する．

② 抗酸化物質としての作用：還元型であるアスコルビン酸は，細胞膜での過酸化脂質の生成を抑制する（p. 67 参照）．

欠乏症と過剰症

欠乏症：ビタミンCが不足すると，コラーゲンの構造が弱まり毛細血管からの出血を引き起こし壊血病となる．壊血病の症状としては，歯茎・皮膚・関節内での出血，歯の喪失，消化不良，水腫（むくみ），全身の倦怠感，関節痛などが起こる．子どもの場合は，骨の発育不良，骨折しやすくなる（メラー・バーロー病），などが見られる．

過剰症：過剰摂取しても尿中に排泄されることから，過剰症は起こりにくいと考えられている．ただし，ビタミンCの代謝産物であるシュウ酸は，カルシウムと水に溶けにくい塩（シュウ酸カルシウム）を形成する．シュウ酸カルシウムは尿路結石の原因となることから，腎機能が障害されている者が大量のビタミンCを摂取した場合は，腎シュウ酸結石のリスクが高まるという報告も過去にある．しかし，ビタミンCの過剰摂取と尿中のシュウ酸や尿路結石との関係についての報告結果は明確ではない．その他

ワンポイント

タバコとビタミンCの関係
喫煙者は非喫煙者よりもビタミンCの代謝回転が速まる（体内でより多く消費される）ため，ビタミンCの必要性が高くなる．たとえ非喫煙者だとしても，受動喫煙によって同様にビタミンCの必要性は高くなる．喫煙者は，ビタミンCを積極的に摂取することが推奨されている．

栄養素とその働き

ワンポイント

メラー・バーロー病
生後 6 〜 12 カ月間の人工栄養の乳児に発生しやすい壊血病．骨や歯の発育が悪く，骨折や骨の変形が起こりやすくなる．そのほか，出血や壊死（えし），歯の発生障害なども見られる．

の過剰症として，吐き気，下痢，腹痛などが報告されている．食事摂取基準では耐容上限量は策定されていない．

vii）ビタミンどうし，ビタミンとほかの栄養素との相互関係
（a）抗酸化作用のあるビタミン（ビタミン C，E，β-カロテン）

　　酸素は生命のエネルギー源の生成に必要不可欠な物質だが，酸素呼吸の過程で生じる活性酸素種やフリーラジカルは，抗酸化酵素や抗酸化能のある成分により適切に捕捉（つかまえること）され，消去されないと，生体内の不飽和脂肪酸を過酸化し，たんぱく質や細胞の核酸が損傷されてしま

ワンポイント

フリーラジカル
不対電子（最外殻軌道に位置する電子が対になっていないもの）を持ち，他の分子から電子を奪い取る力が高まっている原子，分子，イオンのこと．

Column

がんと非栄養素成分

（1）がんの発症機序

　「癌」とは上皮性の悪性腫瘍のことで，非上皮性の悪性腫瘍を「肉腫」という．一般に「がん」とはこれらを一括して扱うもので，がん化した細胞が無秩序に増殖し身体の機能が障害を受けることである．細胞のがん化とは，細胞の遺伝子が何らかの原因により傷つき機能が変化してしまう，つまり変異を起こすことである．細胞には，遺伝子の損傷を修復する能力や，変異した細胞を自ら死滅して排除する機能（プログラム細胞死，アポトーシス：apoptosis）などがあるが，これらのがん抑制機能を越えてがん化細胞が増殖してしまうと，がん化した細胞の増殖がさらに進行し，やがて他組織への転移，身体機能障害へとつながっていく．

　がんの発生プロセスは，1）イニシエーション（遺伝子が傷つく初期状態；initiation），2）プロモーション（促進期；promotion），3）プログレッション（進行期；progression），の 3 段階に分けることができる．第 1 段階のイニシエーションでは，細胞の遺伝子が何らかの発がん物質（イニシエーター）によって傷つけられる．遺伝子の損傷を修復する能力を越えて遺伝子がさらに損傷を受けると，第 2 段階のプロモーションでは細胞ががん化する．免疫機能によってがん化した細胞の増殖が抑えられているが，それを越えてがん細胞が増殖すると，第

3 段階のプログレッションではがん細胞の無秩序な増殖，転移が起こる．

（2）発がん抑制にかかわる非栄養素

　食品中には栄養素に分類されない成分，つまり非栄養素も含まれており，これらの非栄養成分が生体に対してさまざまな調整作用や疾病予防作用を持っていることが明らかになってきた．栄養素・非栄養素ともに抗酸化作用を持つもの，遺伝子の DNA 修復にかかわる成分，がん細胞の増殖抑制機能を持つものなどが報告されており，食品が発がん抑制にかかわる可能性が期待されている．

　赤ワイン，緑茶，紅茶，カカオなどに含まれるカテキン，タマネギ，ブロッコリーに含まれるケルセチン，シソやパセリに含まれるルテオリン，ワサビに含まれるアリルイソチオシアネート，ブロッコリーなどに含まれるスルホラファンなどは DNA の修復にかかわると報告されている．緑茶などに含まれるカテキン類，コーヒーなどに含まれるカフェインには細胞のアポトーシスを誘導する効果が報告されている．がん細胞の異常な増殖を引き起こすたんぱく質の NF-κB（nuclear factor kappa B）を抑制する働きが，大豆に含まれるゲニステイン，ウコンやウコンを原料としたカレー粉などに含まれるクルクミン，ブドウ，赤ワイン中に含まれるリズベラトロールなどに認められている．

	イニシエーション ➡	プロモーション ➡	プログレッション
・正常な細胞	・遺伝子の損傷	・がん化 ・がん化細胞の増殖	・がん細胞の無秩序な増殖 ・転移

図　がんの発生プロセス

う．その結果として，糖尿病や動脈硬化，心筋梗塞，がんなどの疾病を引き起こす一因となっていることが，これまでの研究から明らかにされている．

ビタミンC，ビタミンE，β–カロテンを始めとしたカロテノイド類は，抗酸化能のあるビタミンであり，生体内での酸化ストレスを改善し細胞を防御するのに役立っていると見られている．

細胞膜はリン脂質二重層から成り立っており，たんぱく質やコレステロール，不飽和脂肪酸を含むリン脂質などが含まれる．この膜脂質やたんぱく質は，一重項酸素，スーパーオキシドアニオンラジカルなどの活性酸素やフリーラジカルの攻撃を受けると，酸化されて脂質ラジカル，ついで脂質ペルオキシラジカルとなる．脂質ペルオキシラジカルは細胞膜の不飽和脂肪酸を酸化するため，過酸化脂質を生成する．同時に，脂質ラジカルがさらに産生され，この脂質の過酸化反応が連鎖的に続き，やがて細胞や組織を障害する．

① ビタミンEの抗酸化作用：細胞膜中の疎水性部分で，脂質ラジカルを消去して酸化を防ぐ．このとき，ビタミンE自体は酸化型に変化するが，生体成分を酸化させることはない．

② ビタミンCの抗酸化作用：細胞膜の表面に存在し，細胞外のフリーラジカルを捕捉・消去することで酸化を防ぐ．さらに，酸化型になったビタミンEは，ビタミンC自体が還元型から酸化型に酸化されることでビタミンEを還元型にする．また，細胞内では酸化型のデヒドロアスコルビン酸が存在し，グルタチオンなどによりいったん還元型のアスコルビン酸となる．アスコルビン酸は細胞内においても同様に抗酸化作用を示す．酸化型となったビタミンCは尿中へ排泄される．

このように，ビタミンCは細胞内外で抗酸化作用を発揮し，ビタミンEと協力して生体を酸化障害から防御するように働いていることがわかる．

③ カロテノイドの抗酸化作用：活性酸素種である一重項酸素や，フリーラジカルを消去する働きがある．脂溶性であるため，細胞膜中に存在してフリーラジカルを捕捉する働きもある．

(b) 三大栄養素の代謝とビタミン

個々のビタミンの項目で述べたとおり，多くのビタミンはエネルギー源となる糖質，脂質，またはアミノ酸の代謝に関する酵素の補酵素として働く．したがって，エネルギーの代謝がスムーズに行われるためには，三大栄養素の摂取だけでなく，適切な量のビタミンを摂取することが大切である．

(4) ミネラルの種類と働きを理解しよう

ミネラル（無機質）は，人体を構成している元素のうち，主要元素であ

栄養素とその働き

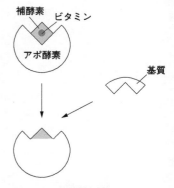

補酵素の働き

ミネラルの分類
p. 113 参照.

る酸素, 炭素, 水素, 窒素以外のすべての元素のことを指す. ミネラルは無機化合物に分類され, 食品を燃やしても燃えない成分が多いため, 灰分として定量されることも多い.

　ミネラルのうち, 多量（主要）ミネラルは, 1日の摂取量が100 mg以上のものを指し, 摂取量がそれ未満のものを微量ミネラルという. 多量ミネラルには, カルシウム, リン, カリウム, 硫黄, 塩素, ナトリウム, マグネシウムの7種がある. 微量ミネラルには, 鉄, 亜鉛, 銅, マンガン, ヨウ素, セレン, モリブデン, コバルト, クロムなどがある.

　ミネラルは, 生体内での存在量がきわめて少ない成分であるが, 1）骨, 歯などの硬い組織を構成する, 2）生体成分を構成する, 3）イオンとして存在し, 体液の恒常性を維持する, 4）酵素の賦活作用, 5）その他の生体機能調節作用, などのさまざまな働きを持つ重要な栄養素である.

① 骨, 歯を構成するミネラル

　骨や歯は硬組織と呼ばれ, 構成元素としてカルシウム, リン, マグネシウムなどを多く含む（カルシウム, リンについてはp. 68～72参照）.

(a) マグネシウム

　生体内には約25 gのマグネシウムが存在し, その約3分の2がカルシウムやリンとともにヒドロキシアパタイトとして骨に存在する. 残りは筋肉や脳, 神経, 血液中に存在する.

吸収

　血中のマグネシウム濃度は1.8～2.3 mg/dLに維持されており, マグネシウムが欠乏すると腎臓からのマグネシウムの再吸収が亢進し, 骨からマグネシウムが遊離される.

働き

　1）生体において補因子として300種以上の酵素反応に関与している, 2）カルシウムとともに骨の構成成分である, 3）体温調節, 神経の興奮, 筋肉の収縮にかかわる, などの働きがある.

欠乏症と過剰症

欠乏症：神経症状, 不整脈, 低カルシウム血症, 筋肉のけいれん, 冠動脈のれん縮（血管が収縮して血液の流れが悪くなること）. マグネシウムの欠乏によって, 骨粗鬆症, 心臓疾患（狭心症, 心筋梗塞）, 糖尿病などの生活習慣病のリスクが高まるという報告もある.

過剰症：食事からの摂取で過剰症を引き起こすことはない. サプリメントなどの食物以外からのマグネシウムの過剰摂取によって, 下痢を起こすことがある. 食事摂取基準では, 下痢の発症報告に基づいて食品以外からの摂取量の耐容上限量は, 成人の場合350 mg/日, 小児では5 mg/kg体重/日としている.

(b) フッ素

　生体内にごく微量に含まれる元素で，体内ではほとんどが骨や歯に存在する．フッ素はヒドロキシアパタイトの結晶を安定化し，再石灰化を促進させて歯質を強化する働きや，口腔内細菌や酵素によるう蝕（歯の組織が細菌によって破壊されて穴ができること，虫歯になること）を防ぐのに有効である．

欠乏症：認められていない．

過剰症：悪心，嘔吐，下痢，骨格フッ素沈着症など．

② 生体成分を構成するミネラル

　生体組織のうち，骨や歯などの硬組織を形成するミネラルには，前述のとおりカルシウム，リン，マグネシウムがある．さらに生体内の有機化合物を構成する成分としては，リン脂質に含まれるリンのほか，ヘモグロビンの構成成分である鉄，たんぱく質を構成する含硫アミノ酸に含まれる硫黄などがある（鉄については p.72 参照）．

(a) 硫黄

　硫黄は含硫アミノ酸（メチオニン，システイン，シスチンなど）の成分としてたんぱく質中に含まれている．そのため，供給源はメチオニン，システインを含む食品中のたんぱく質である．生体内では，硫酸イオン，硫酸エステル，含硫アミノ酸や酵素の構成成分として存在する．

③ 体液の恒常性を維持するミネラル

　ミネラルの中には，体液に溶けてイオン（電荷を帯びた原子のこと）として存在し，体液の pH（酸塩基平衡のバランス）や浸透圧の調節をしたり，神経・筋肉・心臓の刺激（興奮）の伝達を調節するものが存在する．ナトリウム，カリウム，塩素，カルシウム，マグネシウムなどである．

(a) ナトリウム

　ナトリウムは体液の浸透圧維持などに必要なミネラルで，50％が細胞外液，40％が骨，10％が細胞内液に存在する．食品からは大部分が食塩（塩化ナトリウム，NaCl）として摂取される．

吸収

　摂取したナトリウムはほとんどが小腸で吸収される．生体内のナトリウムの量は摂取量と排泄量とのバランスによって調節されており，ナトリウムは塩素とともに腎臓から尿中へ排泄されるほか，皮膚からの汗，糞便，気道からも排泄される．腎臓でのナトリウムの排泄，血圧の調整はレニン・アンジオテンシン・アルドステロン系によって調節されている．

働き

　ナトリウムイオンとして，生体内では，1）神経伝達や筋収縮，2）体液の浸透圧の維持，3）体液の酸塩基平衡の維持，などに関与している．

栄養素とその働き

欠乏症と過剰症

欠乏症：極度の多汗，嘔吐，下痢により不足することがある．吐き気，食欲不振，疲労感などが見られる．

過剰症：ナトリウムの過剰摂取と，高血圧，胃がんなどとの関連が報告されている．とくに高血圧とナトリウム摂取量との関係は深く，多くの疫学研究がナトリウム排泄量と血圧上昇との間に関連性があることを示している．また食塩摂取量は，脳卒中にかかる率と死亡率にも関連しているといわれる．日本人の食生活ではナトリウムを多く含む調味料（食塩，しょうゆ，みそ）が多用されるため，過剰摂取に注意が必要である．「日本人の食事摂取基準（2020年版）」では，2012年のWHOガイドラインが成人に対して強く推奨している食塩としての5 g/日と，平成28年（2016）国民健康・栄養調査における摂取量の中央値との中間値をとり，この値未満が成人の目標量として設定されている．

(b) カリウム

カリウムは生体内では主要な陽イオンで，98％が細胞内液，2％が細胞外液に含まれる．

吸収

消化管から吸収され，血液中から肝臓・筋肉・骨などの細胞，赤血球に取り込まれる．

働き

1）神経伝達や筋収縮，2）体液の浸透圧の維持，3）体液の酸塩基平衡の維持，などに重要な役割を担っている．そのほか，カリウムは余分なナトリウムを細胞内から細胞外へと排出する．さらに腎臓でのナトリウムの再吸収を抑制して尿中への排泄を促す．また近年，カリウム摂取量の増加が，血圧低下，脳卒中予防，骨粗鬆症予防と関係していると動物実験や疫学調査によって指摘されている．

欠乏症と過剰症

欠乏症：嘔吐，下痢，緩下薬（重度の便秘を解消するための薬剤）乱用による消化管からのカリウム喪失によって起こる．食欲不振，吐き気，神経障害・脱力感，筋力低下，味覚低下などが報告されている．

過剰症：胃腸の不調，吐き気，下痢，嘔吐，高カリウム血症（疲労感，精神神経障害，不整脈など）．

(c) 塩素

塩素は細胞外液にもっとも多く存在する陰イオンで，体液の浸透圧の維持に重要な役割を果たし，胃液中の塩酸の成分となっている．食事からの塩素の摂取は，おもに食塩のかたちで行われ，約60％は蓄積せず腎臓から体外に排泄されている．塩素は食塩として，食物から十分摂取されており，現在では過剰摂取の状態になっている．

④ 酵素の賦活作用に関係するミネラル

酵素はたんぱく質から構成されているが，たんぱく質のみで構成される場合と，たんぱく質以外の非たんぱく質成分が酵素のたんぱく質部分と結合している場合とがある．後者の酵素は，非たんぱく質成分である補因子（補酵素，補欠分子族など）と結合しないと活性を示さない．銅，亜鉛，マンガン，セレン，モリブデン，マグネシウムなどミネラルの多くは，この補因子（補欠分子族）としてさまざまな酵素の働きを補助している．

（a）銅

生体内の銅は，約50％が骨，骨格筋，血液に存在し，約10％が肝臓に存在する．血中ではたんぱく質のアポセルロプラスミンと結合し，セルロプラスミンとして存在している．

吸収

食事から摂取した銅は二つの経路を経て吸収される．一つは，2価の銅イオンが，2価金属イオン輸送体と結合して直接吸収される経路で，鉄，亜鉛といった同じ2価金属イオンと競合する．もう一つは，十二指腸において2価から1価に還元（対象とする物質が電子を受け取る，あるいは酸素と結びつく化学反応のこと）された銅イオンが，小腸上皮細胞に存在する銅輸送たんぱく質と結合することによって細胞内へ取り込まれる経路である．

吸収された銅は門脈を経て肝臓へ取り込まれ，肝臓において銅を構成成分とする酵素と結合する．銅含有酵素の一つであるセルロプラスミンは，血中から各組織へと運ばれる．過剰に存在する銅は，おもに胆汁を介して糞便中へ排泄される．

働き

銅はさまざまな銅含有酵素の構成成分となっており，酸化還元反応，神経伝達物質の産生，活性酸素の消去などの反応にかかわっている（表3.17）．そのうち，セルロプラスミンは鉄を2価鉄（Fe^{2+}）から3価鉄（Fe^{3+}）へ酸化する働きがあり，貯蔵鉄がアポトランスフェリンと結合してトランスフェリンとなる反応に関係している．

ワンポイント

セルロプラスミン

銅原子を持つ糖たんぱく質．肝臓において，銅とアポセルロプラスミンから合成され，血中または胆汁中に分泌・排泄される．酸化反応を触媒する酵素でもあり，2価鉄を3価鉄に酸化する．

栄養素とその働き

表3.17　**おもな銅含有酵素とその機能**

酵素名	機能
セルロプラスミン	フェロキシダーゼ，銅輸送，2価鉄から3価鉄への酸化
スーパーオキシドジスムターゼ	ラジカル消去
リシルオキシダーゼチロシナーゼ	エラスチンとコラーゲンの架橋形成
ドーパミン β-ヒドロキシダーゼ	カテコールアミンの産生（ドーパミン→ノルアドレナリン）
チロシナーゼ	メラニン産生

欠乏症と過剰症

欠乏症：遺伝性銅欠乏症と後天性の欠乏症とがある．高カロリー輸液は銅を添加していないため，施行時に欠乏症が起こることがある．また，銅の含有量が少ないミルクをおもな栄養源としている乳児やたんぱく質栄養障害，難治性下痢症などにおいても欠乏に注意が必要である．鉄の吸収阻害による貧血，白血球減少，好中球減少，骨異常，成長障害，心血管系や神経系の異常，毛髪の色素脱失，メンケス病（先天的な銅代謝異常）などが見られる．

過剰症：過剰摂取するとまれに銅中毒を起こし，急性中毒では吐き気，嘔吐，下痢，低血圧など，慢性では発熱，嘔吐，黄疸などが起こる．先天性の銅過剰症としてウィルソン病がある．

(b) 亜鉛

亜鉛は，おもに歯，骨，肝臓，腎臓，筋肉に含まれる．

吸収

食物から摂取した亜鉛は，アミノ酸，リン酸などと複合体を形成して十二指腸や空腸から吸収される．吸収後，アルブミンと結合して肝臓に運ばれ，血液により各組織へと運搬される．

働き

多くの酵素の構成成分であり，核酸の合成，たんぱく質の合成，遺伝子発現（転写の調節）などに関与している（表3.18）．細胞の成長と分化に必要なミネラルである．

欠乏症と過剰症

欠乏症：食事からの摂取が不足したり，亜鉛が添加されていない高カロリー輸液施行時や経腸栄養施行時，亜鉛の吸収を阻害する薬剤の服用時などに欠乏することがある．味覚障害，皮膚炎，食欲不振，成長障害，免疫機能の低下，精子形成障害などが報告されている．

過剰症：急性亜鉛中毒では胃障害，めまい，吐き気，継続的な過剰摂取で

表3.18　**亜鉛を構成成分とする酵素とその機能**

酵素名	機能
炭酸脱水酵素	二酸化炭素と炭酸水素イオンの転換など，体液のpHの調節に働く
カルボキシペプチダーゼ	たんぱく質分解酵素．C末端から加水分解
アルコールデヒドロキナーゼ（脱水素酵素）	アルコールをアルデヒドに変換させる代謝の最初の反応を触媒
DNA・RNAポリメラーゼ	核酸の合成（DNA・RNA合成）
アミノペプチダーゼ	たんぱく質分解酵素．N末端から加水分解

は銅や鉄の吸収阻害による銅欠乏や鉄欠乏が見られる.

(c) マンガン

マンガンは，岩石や土壌，淡水や海水，動物，植物など地球上に広く分布している．体内では肝臓や膵臓に存在する.

吸収

食事から摂取したマンガンは，胃酸によって2価イオンとなり，腸管細胞で酸化され3価イオンとして吸収される．吸収されたマンガンは肝臓に運ばれ，胆汁中から腸管に分泌され，糞便に排泄される．吸収は鉄と競合する（小腸の細胞内へ吸収される際に必要な輸送体が，2価鉄とマンガンでは同じであり，輸送体を奪い合うことになる）ことから，食事中の鉄の存在によって吸収されにくくなる.

働き

多くの酵素の構成成分として働く．ピルビン酸カルボキシラーゼ，マンガンスーパーオキシドジスムターゼ（MnSOD），アルギニン分解酵素，乳酸脱炭酸酵素などの構成成分であるため，糖質，脂質，たんぱく質の代謝や，活性酸素の分解などに関与する.

欠乏症と過剰症

欠乏症：骨代謝異常，糖質・脂質代謝異常，運動機能や皮膚への影響などが指摘されている．しかし，研究報告が十分ではないため，マンガン欠乏によるものかどうか明確ではない.

過剰症：中心静脈栄養施行患者において，マンガンの脳への蓄積とパーキンソン病様の症状が認められたという報告があり，マンガンの過剰摂取による影響である可能性が指摘されている.

(d) セレン

セレンはたんぱく質に結合して存在し，含セレンたんぱく質のグルタチオンペルオキシダーゼなど，生体の抗酸化酵素の働きに関与している.

吸収

セレンの多くは，セレンを含むたんぱく質と同時に吸収されると考えられている.

働き

セレンはグルタチオンペルオキシダーゼの構成成分であり，この酵素は過酸化水素や過酸化脂質を分解するため，抗酸化因子として重要な働きをする．そのほか，甲状腺ホルモンの活性化と代謝に関係する酵素（ヨードチロニン脱ヨウ素酵素）の構成成分でもある.

欠乏症と過剰症

欠乏症：日本では不足する可能性は少ないが，土壌中のセレン濃度が極端に低い地域では，セレンの摂取不足による欠乏症が報告されている．過酸化物による細胞障害，低セレン地域では克山病（原因不明の心筋症の一

マンガンと鉄の吸収は反比例します

中国でみつかった病気です

種）が認められ，セレン欠乏との関係が示唆されている．中心静脈栄養施行時に，下肢の筋肉痛，皮膚の乾燥，心筋障害などが報告されている．

過剰症：慢性的な過剰摂取により，爪の変形，脱毛，胃腸障害，下痢，皮膚症状などが認められている．

（e）モリブデン

モリブデンは硫黄と結合しやすい．

吸収

胃や小腸で吸収され，体内では肝臓と腎臓に多く存在する．

働き

体内でモリブデンは，種々の基質を水酸化するモリブデン酵素（キサンチンオキシダーゼ，アルデヒドオキシダーゼ，亜硫酸オキシダーゼ）の補因子として機能しており，キサンチン・ヒポキサンチン代謝（亜硫酸から硫酸，ヒポキサンチンからキサンチン，キサンチンから尿酸への反応）にかかわる．

欠乏症と過剰症

欠乏症：通常の食事から十分に摂取できるため，不足することはほとんどない．遺伝性の欠乏症では，亜硫酸の蓄積によって脳の萎縮と機能障害，けいれん，精神遅滞，血清尿酸濃度の異常などが生じる．モリブデンが少ない高カロリー輸液を中心静脈投与されたクローン病患者では，血中メチオニンと尿中チオ硫酸の増加，血中尿酸および尿中硫酸の減少，神経症状などが認められており，モリブデン欠乏によるものと考えられている．

過剰症：比較的毒性が低く，過剰に摂取してもすみやかに排泄されるため，健康な人において通常の食生活ではほとんど過剰症は認められていない．急性中毒では，下痢をともなう胃腸障害，昏睡状態・心不全，慢性中毒では，関節痛，高尿酸血症などが報告されている．

⑤ その他の生体機能を調節するミネラル

（a）コバルト

コバルトはビタミン B_{12} の構成成分であるため，不足するとビタミン B_{12} 欠乏症に陥る．そのほかの働きについての可能性は指摘されているものの，明らかにはなっていない．

欠乏症と過剰症

欠乏症：ビタミン B_{12} 欠乏症による悪性貧血．

過剰症：悪心，嘔吐，食欲不振，甲状腺肥大，生殖機能低下など．

（b）ヨウ素

ヨウ素はヨードと呼ばれることもある．体内に存在するヨウ素のほとんどが甲状腺に存在し，甲状腺ホルモンの構成成分として重要な役割を担っている．

吸収

ヨウ素イオンのほとんどは胃と小腸で吸収される．その他の形態のヨウ素は消化管で還元され吸収される．吸収されたヨウ素のほとんどが甲状腺に取り込まれ，甲状腺ホルモン（チロキシン，トリヨードチロニン）の構成成分となる．過剰なヨウ素のほとんどは尿中，糞便中に排泄される．

働き

甲状腺ホルモンの構成要素であるため，甲状腺ホルモンとしてたんぱく質の合成，酵素反応，神経細胞の発達，エネルギー代謝などに関係し，発育に必要とされる．

欠乏症と過剰症

日本では，ヨウ素を豊富に含む海産物を食する習慣があるため，不足は見られないが，世界的には不足しやすく，とくに土壌のヨウ素含量が少ない地域で不足しやすい．

欠乏症：ヨウ素欠乏により甲状腺ホルモンの生成が低下する．ヨウ素不足を補うために甲状腺刺激ホルモンの分泌が増加して，甲状腺の発達が促進される状態が続くと，甲状腺腫，甲状腺機能亢進症が起こる．そのほか，精神発達の遅滞，クレチン症（精神障害，神経系障害をともなう成長不全が見られる），成長発達異常，舌の巨大化，嗄声（しわがれ声），不妊などが見られる．

過剰症：甲状腺腫，甲状腺機能亢進症．

甲状腺機能亢進症はヨウ素の欠乏と過剰の両方において見られる．

(c) クロム

クロムは3価クロム，6価クロムの状態で存在する．自然界に存在するクロムはほとんどが3価クロムであり，栄養素としてのクロムはこの3価クロムをさす．6価クロムは人工的につくられ，毒性が強く中毒（アレルギー性皮膚炎，鼻中隔損傷など）が発生した事例があるため，栄養素として認められていない．

吸収

吸収された3価クロムは，血液中でトランスフェリンに結合して肝臓へ運ばれる．

働き

体内や食品中のクロム含有量はきわめて少ないが，生体内では，インスリン作用の増強による正常な糖質代謝（耐糖能異常改善），コレステロール代謝，たんぱく質代謝の維持に関係している．

欠乏症と過剰症

欠乏症：通常の食生活で欠乏することはほとんどないが，クロムをまったく含まない中心静脈栄養や，高カロリー輸液による耐糖能異常が報告されている．耐糖能異常（インスリン感受性の低下），窒素代謝異常，体重減

少，などが見られる．

過剰症：3価クロムで過剰症が起こることはほとんどないが，長期間過剰摂取において嘔吐，腹痛，下痢などが報告されている．

 ミネラルについての記述である．正しいのはどれですか．

(1) コバルトは葉酸の構成成分である．
(2) 銅はグルタチオンペルオキシダーゼの構成成分である．
(3) ヘム鉄は動物性食品よりも植物性食品に多く含まれている．
(4) 副甲状腺ホルモンの分泌が亢進すると，血中カルシウム濃度は上昇する．
(5) 甲状腺腫はフッ素の欠乏症である．

A　(4)

(1) ×：コバルトはビタミン B_{12} の構成成分である．
(2) ×：グルタチオンペルオキシダーゼの活性中心を構成するのは，セレンである．
(3) ×：ヘム鉄は動物性食品に多く含まれる．植物性食品に多いのは非ヘム鉄．
(4) ○
(5) ×：甲状腺腫はヨウ素の欠乏症である．

メタボリックシンドロームとアディポサイトカイン

脂肪細胞はトリアシルグリセロール（中性脂肪）としてエネルギーを貯蓄するだけでなく，何らかの生理作用がある内分泌因子を分泌することがわかってきた．脂肪組織から分泌される生理活性物質（サイトカイン）を総称して，アディポサイトカインという．

アディポサイトカインには，さまざまなものが存在するが，下記に主要なものを紹介する．

（1）レプチン

次に述べるように（p. 108 参照），レプチンは脂肪細胞から分泌されるホルモンで，食欲抑制，エネルギー消費量増大作用がある．

（2）腫瘍壊死因子（TNF-α）

TNF-αは，脂肪組織のほかに好中球，好塩基球，好酸球，リンパ系細胞から分泌され，生体防御や免疫にかかわる物質である．おもに脂肪組織からTNF-αが過剰に分泌されると肝臓，筋肉における糖の利用を抑制し，インスリン抵抗性を引き起こす．そのため，内臓脂肪が蓄積されてTNF-αが過剰に分泌されると，糖代謝，脂質代謝異常をもたらす原因となる．

（3）アディポネクチン

アディポネクチンも脂肪細胞から分泌されるサイトカインで，インスリン感受性を改善する働きがある．血液中のアディポネクチン濃度が増加すると，インスリン感受性，糖代謝機能改善に相関があることがわかっている．

さらに，アディポネクチンは障害を起こした血管に作用して，血管平滑筋細胞増殖の抑制，血管内皮細胞への単球の接着を抑制することにより，動脈硬化の抑制にも関与していると考えられている．

アディポネクチンは脂肪細胞から分泌されるが，肥満している人では蓄積脂肪量が多いにもかかわらず血中アディポネクチン濃度が低いことがわかっている．これは，肥満している人ではアディポネクチンの分泌能が低下し，反対にTNF-αの産生量が亢進してアディポネクチンの生成・分泌を抑制しているためである．

（4）プラスミノーゲンアクチベーターインヒビター（PAI-1）

血液が固まって血栓を形成する現象は，出血を止めるために血液を凝固させる生体の一連の作用系である凝固系（血液凝固因子）と，固まった血栓を溶かして分解する線溶系（線維素溶解系）という二つの機構のバランスによって調節されている．PAI-1は，脂肪組織，肝臓，血管内皮細胞などから分泌され，肥満に伴って内臓脂肪蓄積量が増加すると，血中PAI-1濃度も上昇することがわかっている．PAI-1は線溶系を低下させる働きがあり，血栓を形成する傾向に傾かせる．したがって，肥満による血中PAI-1濃度上昇は，血栓形成を促進し，血栓症や心筋梗塞の発症につながると考えられる．

（5）レジスチン

レジスチンは脂肪細胞から分泌されるアディポサイトカインの一種である．レジスチンをマウスに投与すると耐糖能の低下が見られ，反対にレジスチンと結合してその働きを抑える抗体をマウスに投与するとインスリンの感受性が改善したことから，インスリンに拮抗作用を持つとされている．

栄養素とその働き

肥満関連遺伝子

遺伝子解析が進んだことにより，現在では生活習慣病の発症は生活習慣要因，外的要因のほかに，遺伝要因が影響することが明らかになっている．それぞれの生活習慣病に関連した候補遺伝子も次々と発見され，遺伝的に病気を起こしやすい（罹患しやすい）遺伝子が知られている．下記に，肥満関連の候補遺伝子について紹介する．

(1) レプチン

レプチンは脂肪細胞から分泌されるホルモンで，脳の視床下部に存在する摂食中枢に作用して食欲を抑制する働きがある．また，エネルギー消費量を増やす作用もある．このレプチンの遺伝子の変異によりレプチンが正常に生成できない場合や，レプチンと結合するレプチン受容体の遺伝子に異常があるとレプチンが正常に作用することができず，肥満を起こすことがわかっている．

また，肥満している人では脂肪細胞からのレプチン生成が増加し血液中のレプチン濃度は上昇している．しかし分泌されていても，しっかりと作用しないレプチン抵抗性が生じている状態にあることが報告されている．

(2) β3アドレナリン受容体

β3アドレナリン受容体は脂肪細胞に発現する受容体で，交感神経系（アドレナリン，ノルアドレナリン）と結合すると，ホルモン感受性リパーゼを活性化し，脂肪組織における産熱（トリアシルグリセロールの分解）を亢進する．

β3アドレナリン受容体の遺伝子が変異を起こすと，熱産生が不調になり，エネルギーを蓄積するように働く．

(3) PPARγ

ペルオキシソーム増殖剤活性化受容体（PPAR）γは，脂肪細胞に局在する核内受容体である．前駆細胞から脂肪細胞へと分化するのを助ける作用があり，個々の脂肪細胞が肥大化するため，より多くの脂肪が脂肪細胞に蓄積する．脂肪細胞は中性脂肪としてエネルギーを蓄積しており，PPARγはその脂肪細胞の分化を誘導することで，飢餓の時代にヒトが生き延びていくために重要な働きをしてきたと考えられる．

★　　★　　★

PPARγや，変異したβ3アドレナリン受容体はエネルギーを貯蓄するように働く遺伝子である．人間をはじめとした生物は，長い間飢餓と闘って生き延びてきた．そのため，食物を摂取する機会が少なくても，体内にできるだけエネルギーを貯蓄するようなしくみが長い歴史のなかで備わってきたと考えられる．このように，エネルギー貯蓄に働く遺伝子のことを倹約遺伝子と呼ぶ．倹約遺伝子は，飽食の時代となった現在ではエネルギー過剰状態にあるため，肥満や糖尿病などの生活習慣病を引き起こす原因の一つになりうると考えられている．

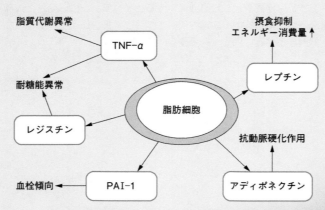

図　脂肪細胞とアディポサイトカイン各種

1　糖質に関する記述である．誤っているものはどれですか．　　　　→ p. 43 ～ 46 参照
  (1) ラクトースは，ガラクトースとグルコースが結合した二糖類である．
  (2) マルトースは，単糖類である．
  (3) 血糖とは，血液中のグルコースのことである．
  (4) グリコーゲンは，動物の肝臓や筋肉などに貯蔵される多糖類である．
  (5) アミロースは，グルコースが直鎖状に結合した多糖類である．

2　糖質の栄養に関する記述である．正しいものはどれですか　　　　→ p. 41 ～ 43，p. 46 ～ 48，
　　　　　　　　　　　　　　　　　　　　　　　　　　　　　　　　　　　p. 85 参照
  (1) 糖質の大部分は，グルコースとして体内に貯蔵される．
  (2) 糖質の摂取量が増加すると，ビタミン B_1 の必要量が減少する．
  (3) 糖質 1 g は，約 2 kcal のエネルギーを産生する．
  (4) スクロースは，グルコースとフルクトースに分解されて吸収される．
  (5) セルロースは，デンプンと同様に消化されてグルコースになる．

3　血糖に関する記述である．正しいものはどれですか．　　　　→ p. 47，48 参照
  (1) 空腹時には，筋肉中のグリコーゲンが血糖の供給源となる．
  (2) インスリンは，脂肪組織や筋肉への血糖の取り込みを抑制する．
  (3) 脳のエネルギー源は，おもに血糖である．
  (4) ヘモグロビン A1c は，過去 2 ～ 3 日間の血糖値を反映する．
  (5) 食後，肝臓ではグリコーゲンの分解が促進する．

4　脂質に関する記述である．誤っているものはどれですか．　　　　→ p. 48 ～ 55 参照
  (1) 食品の脂質で最も多いのは，トリアシルグリセロールである．
  (2) リン脂質は，細胞膜のおもな構成成分である．
  (3) リノール酸の融点は，ステアリン酸より低い．
  (4) コレステロールは，1 g につき約 9 kcal のエネルギー源になる．
  (5) 脂質には，生理作用を調節する役割を持つものもある．

5　脂肪酸についての記述である．正しいものはどれですか．　　　　→ p. 48 ～ 52 参照
  (1) 炭素数が 8 以上の脂肪酸を長鎖脂肪酸という．
  (2) 体内で合成できる脂肪酸を，必須脂肪酸という．
  (3) リノール酸は，体内でパルミチン酸から生合成される．
  (4) α-リノレン酸は，n-3 系脂肪酸に属する．
  (5) オレイン酸は，必須脂肪酸である．

6　脂質の栄養についての記述である．正しいものはどれですか．　　　　→ p. 65 ～ 68 参照
  (1) 血中のキロミクロン濃度は，食後に減少する．
  (2) コレステロールは，体内ではほとんど合成されない．
  (3) 胆汁酸は，腸管で大部分再吸収される．
  (4) ヒトは不飽和脂肪酸を合成することはできない．
  (5) 生体内で余剰になったコレステロールは，尿中へ排泄される．

栄養素とその働き

→ p. 55 〜 59 参照 7 たんぱく質とアミノ酸についての記述である．正しいものはどれですか．
  (1) ヒトの体たんぱく質を構成するアミノ酸は，9種類である．
  (2) アミノ酸プールのアミノ酸は，体たんぱく質合成には利用されない．
  (3) たんぱく質は，1 g につき約 9 kcal のエネルギー源になる．
  (4) 体たんぱく質は，一度合成されると分解されることはない．
  (5) たんぱく質には，窒素が含まれる．

→ p. 59 〜 63 参照 8 たんぱく質とアミノ酸の栄養についての記述である．正しいものはどれですか．
  (1) エネルギー摂取が多くなると，たんぱく質の必要量が減少する．
  (2) 無たんぱく質を摂取しているときは，尿中に窒素は排泄されない．
  (3) アミノ酸インバランスとは，特定の不可欠アミノ酸が不足することをいう．
  (4) 分岐鎖アミノ酸は，肝臓で効率よくエネルギー源になる．
  (5) たんぱく質の栄養価は，含有されるアミノ酸の総量で決まる．

p. 53 〜 63 参照← 9 たんぱく質の栄養価についての記述である．正しいものはどれですか．
  (1) アミノ酸価は，たんぱく質の生物学的評価法の 1 つである．
  (2) 一般に植物のたんぱく質の方が，動物のたんぱく質より栄養価が高い．
  (3) ヒトの不可欠アミノ酸（必須アミノ酸）は，7種類である．
  (4) 食品の組み合わせによって，たんぱく質の栄養価が変化することはない．
  (5) 精白米の第一制限アミノ酸は，リシンである．

p. 77 〜 97 参照← 10 ビタミンの栄養に関する記述である．誤っているものはどれですか．
  (1) ビタミン D は肝臓と脾臓で水酸化され，活性型となる．
  (2) ビタミン B_{12} の吸収には，胃から分泌されるたんぱく質が関与する．
  (3) 脂漏性皮膚炎はビタミン B_6 の欠乏症の 1 つである．
  (4) ナイアシンは，生体内でトリプトファンから合成される．
  (5) 葉酸はホモシステインのメチル化反応に必要である．

p. 77 〜 97 参照← 11 ビタミンの栄養に関する記述である．誤っているのはどれですか．
  (1) ビタミン B_1 は糖質代謝に関与する．
  (2) ビタミン B_2 は酸化還元反応に関与する．
  (3) ビタミン B_6 は脂質代謝に関与する．
  (4) パントテン酸は脂質の代謝に関与する．
  (5) ナイアシンは糖質・脂質の代謝に関与する．

p. 98 〜 106 参照← 12 ミネラルの栄養に関する記述である．正しいものはどれですか．
  (1) ヘム鉄は植物性食品に，非ヘム鉄は動物性食品に多く含まれる．
  (2) 牛乳は鉄の良い供給源である．
  (3) 体内の貯蔵鉄の量は機能鉄の量の約 2 倍である．
  (4) 鉄の吸収効率は体内貯蔵鉄が減少すると高くなる．
  (5) ビタミン C は，鉄の吸収を阻害する．

13 ミネラルの栄養に関する記述である．誤っているものはどれですか． → p. 68 〜 72, p. 98 〜 106 参照
　(1) カルシウムの吸収率は，平均して 90％である．
　(2) カルシウムイオンは血液凝固や筋収縮などに関与している．
　(3) カルシウムの吸収は活性型ビタミン D によって促進される．
　(4) 血中カルシウムイオンの濃度が低下すると骨吸収が促進される．
　(5) リンを大量に摂取するとカルシウムの吸収が阻害される．

14 ミネラルの栄養に関する問題である．誤っているものはどれですか． → p. 72 〜 74, p. 98 〜 106 参照
　(1) 機能鉄は，筋肉中よりも血液中に多く存在する．
　(2) 鉄はトランスフェリンとして血液中を運ばれる．
　(3) 鉄の吸収は，フィチン酸，タンニンにより抑制される．
　(4) 銅の欠乏は貧血と関係している．
　(5) 閉経すると，鉄の必要量は増加する．

15 ミネラルの栄養に関する問題である．正しいものを選びなさい． → p. 98 〜 106 参照
　(1) マンガンは，スーパーオキシドジスムターゼ（SOD）の活性中心を担っている．
　(2) 血漿中の亜鉛はセルロプラスミンと結合している．
　(3) モリブデンはグルタチオンペルオキシダーゼの活性中心を構成する．
　(4) ヨウ素は副甲状腺に多く存在する．
　(5) ウィルソン病は鉄過剰症を示す遺伝性疾患である．

16 ミネラルの栄養に関する問題である．誤っているものはどれですか． → p. 98 〜 106 参照
　(1) メンケス病は銅の先天性代謝異常である．
　(2) セレンが欠乏すると心筋障害が生じる．
　(3) くる病はカルシウムの欠乏と関係がある．
　(4) 亜鉛は核酸・たんぱく質の合成に重要な役割を果たす．
　(5) 6 価のクロムは栄養素である．

栄養素とその働き

ビタミン・ミネラルの分類

1. ビタミンの分類

ビタミン（脂溶性・水溶性）は皮膚や粘膜の正常化，神経・骨の発達，抗酸化作用などにかかわる生体にとって必須の栄養素である．ビタミンは，脂溶性ビタミンと水溶性ビタミンに分けられる．水溶性ビタミンは過剰に摂取した分は尿と一緒に体外に排泄されるが，脂溶性ビタミンは肝臓をはじめとする体内の組織に蓄積されるため，過剰症の危険性が高い．また，ビタミン剤，サプリメントによる過剰摂取に注意する必要がある．また，水溶性ビタミン

	ビタミン	欠乏症	過剰症	給源となる食品
脂溶性	ビタミンA	皮膚や粘膜の乾燥，暗順応の反応低下，夜盲症，成長障害，胎児の奇形	吐き気，頭痛，肝障害，奇形発現	ビタミンA：レバー，うなぎ，バター，卵黄 β-カロテン：緑色野菜，カボチャ，ニンジン，果実
	ビタミンD	くる病，骨軟化症，骨粗鬆症	高カルシウム血症，高リン血症，腎臓や筋肉へのカルシウムの沈着や軟組織の石灰化，吐き気，嘔吐，食欲不振，便秘，虚弱，体重減少	魚肉類，卵黄，キノコ類，緑色野菜
	ビタミンE	細胞膜の破壊，赤血球の溶血	出血傾向	魚介類，植物油（コーン油，大豆油，サフラワー油），緑色野菜，卵類，小麦胚芽，種実類
	ビタミンK	鼻血，胃腸からの出血，月経過多，血尿，血液凝固の遅延，骨粗鬆症，骨折	溶血性貧血，高ビリルビン血症，核黄疸，肝機能抑制	納豆，緑黄色野菜，レタス，キャベツ（ヒトの腸内細菌によっても合成される）
水溶性	ビタミンB$_1$	脚気，ウェルニッケ脳症		豚肉，穀類（玄米，ライ麦，胚芽），種実類，豆類
	ビタミンB$_2$	成長障害，脂漏性皮膚炎，口内炎（口唇炎，口角炎，舌炎）	下痢，多尿	レバー，チーズ，牛乳，卵類，魚介類（うなぎ，かれい，ぶり），豆類，野菜類
	ナイアシン	ペラグラ	フラッシング（顔が紅潮してかゆくなる），胃腸障害，肝毒性，消化性潰瘍の悪化	肉類（レバー，鶏肉），魚介類，米ぬか，種実類，豆類，酵母
	パントテン酸	成長停止，副腎の障害，手足のしびれ，灼熱感，頭痛，疲労，不眠，食欲不振	―	レバー，卵黄，酵母，イモ類，落花生，緑色野菜
	ビタミンB$_6$	脂漏性皮膚炎，湿疹，口角炎，舌炎，貧血，発育不良，神経症状，免疫力低下，アレルギー症状	感覚性ニューロパシー	魚類，肉類，酵母，米ぬか，ニンニク，種実類，豆類
	ビタミンB$_{12}$	巨赤芽球性貧血，神経障害	―	レバー，魚介類（カキ，アサリ，サンマ，イワシ） 微生物以外では合成されないため，植物性食品にはほとんど存在しない
	葉酸	ホモシステインの血中濃度上昇，造血機能の異常（巨赤芽球性貧血），神経障害，腸機能障害，胎児の神経管閉鎖障害の発生率上昇	発熱，蕁麻疹，紅斑，かゆみ，呼吸障害	レバー，豆類，緑色野菜，果物
	ビオチン	卵白障害，食欲不振，吐き気，悪心，うつ症状，舌炎，蒼白，乾燥鱗片皮膚炎，筋肉痛，結膜炎，脱毛，運動失調，知覚過敏	―	酵母，肉類，牛乳，卵黄 腸内細菌によっても十分ではないものの合成される
	ビタミンC	壊血病，骨の発育不良，骨折	腎シュウ酸結石のリスクが高まるおそれ，吐き気，下痢，腹痛	緑黄色野菜，イモ類，果物

の多くは，補酵素として糖質，脂質，たんぱく質の代謝過程を調節する．

下記に各脂溶性ビタミン・水溶性ビタミンの欠乏症，過剰症，給源となる食品を一覧に示す．

2．ミネラルの分類

生体内に存在するミネラルは三大栄養素に比べて体内量は微量だが，1）骨，歯などの硬い組織を構成する，2）生体成分を構成する，3）イオンとして存在し，体液の恒常性を維持する，4）酵素の賦活作用，5）その他の生体機能調節作用など，重要なはたらきをしている．

ミネラルはビタミンと違い非常に少量でも人体に影響するため，不足するミネラルは補う必要性がある一方で，過剰症が起きやすいミネラルは過剰摂取に注意する．

下記に各多量ミネラル・微量ミネラルの欠乏症，過剰症，給源となる食品を一覧に示す．

	ミネラル	欠乏症	過剰症	給源となる食品
多量ミネラル	ナトリウム	吐き気，食欲不振，疲労感	高血圧，胃がん，脳卒中	食塩，食塩を含む調味料や食品
	カリウム	食欲不振，吐き気，神経障害・脱力感，筋力低下，味覚低下	胃腸の不調，吐き気，下痢，嘔吐，高カリウム血症	海藻類，豆類，イモ類，穀類，肉・魚介類，野菜類，果物
	カルシウム	骨量の減少，くる病，骨軟化症，骨粗鬆症	高カルシウム血症，泌尿器系結石，ミルクアルカリ症候群，他のミネラルの吸収抑制	牛乳，乳製品，魚介類（小魚），大豆製品，緑色野菜，藻類
	マグネシウム	神経症状，不整脈，低カルシウム血症，筋肉のけいれん，冠動脈のれん縮	下痢	種実類，豆類，野菜類，果実類，魚介類
	リン	衰弱，食欲不振，倦怠感	カルシウム吸収の抑制，血清カルシウム濃度の低下，副甲状腺機能亢進，腎機能低下	穀類，豆類，種実類，藻類，魚介類，肉類，乳類
微量ミネラル	鉄	鉄欠乏性貧血，運動機能・認知機能などの低下	便秘，胃腸障害，鉄沈着，亜鉛の吸収阻害	レバー，アサリ，野菜類（ホウレン草，小松菜），藻類（ヒジキ），豆類
	亜鉛	味覚障害，皮膚炎，食欲不振，成長障害，免疫機能の低下，精子形成障害	胃障害，めまい，吐き気，銅欠乏，鉄欠乏	肉類・魚介類，種実類，穀類
	銅	貧血，白血球減少，好中球減少，骨異常，成長障害，心血管系や神経系の異常，毛髪の色素脱失，メンケス病	吐き気，嘔吐，下痢，低血圧など，慢性では発熱，嘔吐，黄疸，ウィルソン病	肉類，魚，甲殻類，種実類，豆類
	マンガン	骨代謝異常，糖質・脂質代謝異常，運動機能や皮膚への影響	中心静脈栄養施行患者において，マンガンの脳への蓄積とパーキンソン病様の症状	穀類（米ぬか，小麦胚芽など），種実類，茶，野菜類 動物性食品には少ない
	ヨウ素	甲状腺腫，甲状腺機能亢進症，クレチン症，成長発達異常，舌の巨大化，嗄声，不妊	甲状腺腫，甲状腺機能亢進症	海藻類，魚介類
	セレン	過酸化物による細胞障害，低セレン地域では克山病，中心静脈栄養施行時に，下肢の筋肉痛，皮膚の乾燥，心筋障害	爪の変形，脱毛，胃腸障害，下痢，皮膚症状	魚介類，レバー，卵類，穀類，肉類，乳製品
	クロム	耐糖能異常，窒素代謝異常，体重減少	嘔吐，腹痛，下痢	穀類，肉類，卵類
	モリブデン	脳の萎縮と機能障害，けいれん，精神遅滞，血清尿酸濃度の異常	胃腸障害，昏睡状態・心不全，関節痛，高尿酸血症	穀類，豆類，種実類

栄養素とその働き

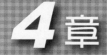

4章

水と食物繊維

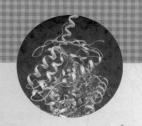

・・・・・・・・・・・・・ CHAPTER GUIDANCE & KEYWORD ・・・・・・・・・・・・・

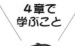

**4章で
学ぶこと**

食べ物には栄養素以外にもさまざまな成分が含まれています．その中には
不要のものや有害なものもありますが，からだにとって必要な成分あるいは
健康を維持するために役立つ成分も数多くあります．これらを機能性非栄養
成分とよびます．たとえば，水は栄養素ではありませんが，生命維持のため
に不可欠です．また，食物繊維は消化吸収されないため不要な成分と考えら
れていたこともありますが，健康に生きるために欠かせないことがわかって
います．その他にもからだの働きに影響を及ぼす，さまざまな食品成分が発
見されています．

この章では水と食物繊維について詳しく説明します．

**4章の
キーワード**

- ☐ 水分出納　☐ 不感蒸泄　☐ 代謝水　☐ 極性　☐ 電離　☐ イオン
- ☐ 細胞内液　☐ 細胞外液　☐ ナトリウム・カリウムポンプ
- ☐ 酸塩基平衡　☐ アシドーシス　☐ アルカローシス　☐ 重炭酸緩衝系
- ☐ 水溶性食物繊維　☐ 不溶性食物繊維

1 水の性質を理解しよう

(1) 生命と水

ヒトが生物として生きていくために，水は空気と並んでもっとも大切な
物質である．食べ物を食べなくてもヒトは1〜2カ月生きられると言われ
ているが，水がないと1週間以上生きられることはまれで，わずか2日間
水を摂らなくても生命に関わることがあるとされている．実際に，夏に多
い熱中症は脱水によるところが大きいと言われている．動物だけでなく，

水以外の成分（たんぱく質, 脂質, 無機質, 糖質その他）

細胞外液*（約30%）

細胞内液（約70%）

*細胞間液, 血漿, リンパ液など.

植物や, アメーバやゾウリムシのような原生生物, さらには細菌のようなもっとも単純な生物まで, 地球上のあらゆる生物で水を必要としないものはない.

私たちの体内で起こる化学反応は, すべて水の中での反応である. これは, 私たちの祖先である原始生命が海で誕生したとされる, 一つの根拠になっている.

（2）水の収支バランス―水分出納（すいとう）―

私たちの体重の約 55 〜 60％は水である. 男性では体重の約 60％, 女性では約 55％が水である. 一般に女性のほうが体脂肪が多いため, 水の割合が少ない. 体重 50 kg の人なら体内に約 30 kg（30 L）の水があり, そのうち約 70％（21 L）が細胞内液, 約 30％（9 L）が細胞外液で, 健康な状態であればこのバランスがとれている. このバランスがくずれると体がむくんだり（浮腫（ふしゅ））, あるいは脱水状態になる. 水の収支バランスは正確に保たれており, 体内の水が不足すればのどの渇きが起こって水を飲むとともに, 抗利尿ホルモン（バソプレッシン）の働きで尿量が減る.

水の出納は個人によっても, また 1 日の中でも, 季節や身体活動によっても大きく変化し, 激しく運動すれば大きく変わる. 一般に健康なヒトがふつうの生活をしている場合にはおよそ 2500 mL の水を排出している. その内訳は, 尿（1200 〜 1500 mL）, 糞便（100 〜 200 mL）, 不感蒸泄（ふかんじょうせつ）（皮膚 500 〜 600 mL, 呼吸 300 〜 400 mL）である（図 4.1）. 尿はもっとも多いが, 夏に水をあまり摂らないと尿の量が減り, 同じ量の水を摂っているつもりでも冬には尿の量が増えることは多くの人が経験している.

尿の内訳には, 飲料水や食物を摂らなくても排出される約 500 mL の不可避尿があり, これは体内の老廃物を溶かして排泄するために最低限必要な尿のことである. また私たちは気づかないが, 肺からの呼気や皮膚から

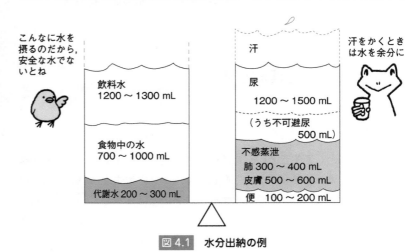

こんなに水を摂るのだから, 安全な水でないとね

飲料水 1200 〜 1300 mL

食物中の水 700 〜 1000 mL

代謝水 200 〜 300 mL

汗をかくときは水を余分に

汗

尿 1200 〜 1500 mL

（うち不可避尿 500 mL）

不感蒸泄 肺 300 〜 400 mL 皮膚 500 〜 600 mL

便 100 〜 200 mL

図 4.1 水分出納の例

の蒸発により絶えず水分が失われている．これは不感蒸泄とよばれる．

　一方，体内の水の収支バランスを保つために排出と同じ量の水が補給される．水の摂取量の内訳は飲料水（1200〜1300 mL），食物中の水（700〜1000 mL），代謝水（200〜300 mL）である．代謝水は食物の糖質，たんぱく質，脂質が体内で酸化されたときに生じる水のことである．各栄養素1 gあたりで，脂質では1.02 g，糖質では0.555 g，たんぱく質では0.433 gの代謝水が生成する．

（3）水の持つ特異な性質とその役割

　水の分子は二つの水素原子と一つの酸素原子からできている．図4.2のように酸素を中心として扇型に水素が配置され，二つの水素原子の間の角度は105°である．水分子は全体としては電荷を持っていないが，水素原子は正の電荷を帯び，酸素原子は負の電荷を帯びている．このために，水分子は電気的な偏り（極性）を持っている．この極性によって，ある水分子の水素原子と近くの水分子の酸素原子は引き合い，弱い結合をつくる．この結合を水素結合とよぶ．液体の水分子はミクロの目で見ると，この水素結合によってゆるやかに網の目のようにつながっている．このために，水はさまざまな特異な性質を示す．

　水は，温度や圧力によって氷，液体の水，水蒸気の3種類の状態に変化する．1気圧のもとで水は0℃で凝固し（融点），100℃で沸騰し（沸点）水蒸気となる．これらの温度は，同じ程度の分子量をもつ他の物質と比べてかなり高い．

　氷から液体の水になるときに必要な熱量（融解熱）や液体の水が水蒸気になるときに必要な熱量（蒸発熱）も他の液体と比べて大きい．そのため，汗をかくと皮膚表面から水が蒸発するときに多くの熱が奪われ，体温の上昇を効率良く防ぐことができる．

　水はもっとも比熱の大きい物質であり，温まりにくく冷めにくい．これも体温を一定に保つのに役立っている．

　このように水は私たちにとって，ごく身近な物質であるが，化学的に見るとかなり特異な性質を持っていて，私たち生物が生命を維持するのに大

比熱

ある物質1 gの温度を1℃上げるのに必要な熱量（比熱の大きいものほど温まりにくく，冷めにくい）．

水と同じ程度の分子量をもつ物質の融点と沸点（℃）

	分子量	融点	沸点
メタン	16	−182.8	−161.5
アンモニア	17	−77.7	−33.4
水	18	0	100
フッ化水素	20	−83.6	19.5
硫化水素	34	−85.5	−60.7

水とほかの物質の物理的性質の比較

融点と沸点，融解熱，蒸発熱（気化熱），熱伝導率，密度，比熱などは他の液体とかなり異なり，とくに蒸発熱，熱伝導率，比熱は他の物質より大きい．

物質 （分子量）	水 （18）	メタノール （32）	エタノール （46）	アセトン （58）
融点 （℃）	0	−98	−114	−95
沸点 （℃）	100	65	78	56
融解熱 （J/g）	334.7	92.05	104.2	2.209
蒸発熱 （J/g）	2259	854.5	1100	523
比熱 （J/g）	4.184	2.510	2.431	2.209

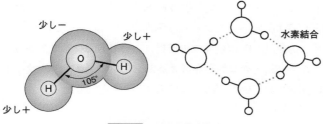

図4.2　水分子の構造

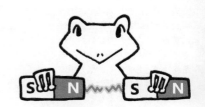

磁石が引き合うみたいだね

事な性質となっている．さらに，水には，さまざまな物質をよく溶かすということと，電離するという性質がある．次に，この二つの性質について述べる．

① 水はものをよく溶かす

水はさまざまな物質を溶かす．たとえば，海水にはさまざまな電解質が溶けている．電解質とは水によく溶けるもので，正電荷を持つ陽イオンと負電荷を持つ陰イオンからなる物質をさす．海水に含まれる電解質の主成分は塩化ナトリウム（NaCl：食塩の主成分）で，水中ではナトリウムイオン（Na^+）と塩化物イオン（Cl^-）になっている．海水をなめたときに塩辛いと感じるのは，ナトリウムイオンのためである．

一方，私たちの体内にある水も，海水と同じようにさまざまな電解質を含んでいる．実は，生物のからだの中の金属イオンの割合と海水中の金属イオンの割合は驚くほど似ており，これが生命が海から誕生したとされる根拠にもなっている．

水は電解質以外にも，さまざまな有機物を溶かす．たとえば，糖類はよく水に溶ける．またたんぱく質の中にも水に溶けやすいものがある．生物は，水に溶けたさまざまな物質を材料として生命活動に必要なエネルギーや各種の物質をつくり出し，不要な物質を分解する．この一連の流れを代謝という．代謝によってできた物質は水に溶けて運ばれ，不要な物質は水に溶けた状態で排泄される．

このように水は物質を溶かし，輸送するための媒体となる．また生体内のさまざまな反応も，酵素が水に溶けた状態でなければ起こらない．

② 水は電離する

水の特異なもう一つの性質は，水分子がごくわずかであるが水素イオン（H^+）と水酸化物イオン（OH^-）に電離するという性質である．この性質が溶液の酸性，中性，塩基性の性質をつくり出している．

水の中に酸性あるいは塩基性物質を加えると，これらの水素イオンまたは水酸化物イオンの濃度が変化する．酸性の溶液では水素イオン濃度が高く水酸化物イオン濃度が低くなり，塩基性の液ではその逆になる．その濃度を表す尺度として pH が一般に用いられる（pH は H^+ 濃度の対数値にマイナス 1 をかけたものである）．中性の水溶液は 25 ℃において pH 7，酸性では pH 7 より小さく，塩基性では pH 7 より大きい．たとえば，環境汚染の例としてよく知られている酸性雨の目安は pH 5.6 以下とされている．水素イオン濃度（pH）は生体内の反応にとって非常に重要であり，その変化は生きた細胞に大きな影響を与える．そのため生体内の水素イオン濃度は厳密に調節されている（酸塩基平衡）．

（4）からだの中の電解質

体液中には，ナトリウムイオン（Na$^+$），カリウムイオン（K$^+$），マグネシウムイオン（Mg^{2+}），カルシウムイオン（Ca^{2+}）などの金属イオンや，炭酸水素イオン（HCO$_3^-$），リン酸水素イオン（HPO$_4^{2-}$），硫酸イオン（SO$_4^{2-}$），塩化物イオン（Cl$^-$）などの無機陰イオン，そのほかに有機酸，たんぱく質，アミノ酸，核酸などの有機物イオンが含まれている．これらの電解質は細胞外と細胞内のどちらにもあり，浸透圧の維持，酸塩基平衡や酵素の機能維持など，さまざまな生命活動にかかわっている．

また，これら電解質の分布割合は細胞内外で大きく異なる．ヒトを含む生物の細胞内ではカリウムイオンの割合が細胞外よりも高く，細胞外ではナトリウムイオンの割合が高い．この濃度差は，たとえば神経伝達（神経細胞膜興奮時の電位の変化）や筋肉の細胞の興奮などに欠かせない．このイオンの濃度差を維持するために細胞膜にはナトリウムイオンを汲み出し，カリウムイオンを取り込むポンプの役割を果たすたんぱく質（ナトリウム・カリウムポンプ）が存在する（図4.3）．詳細は第5章で述べるが，栄養素の吸収には，ナトリウムイオンとカリウムイオンをATPのエネルギーを使って交換することが重要である（能動輸送，p.138参照）．

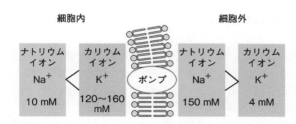

図 4.3　細胞内外のナトリウムイオンとカリウムイオンの濃度

（5）生体内の pH 調節─酸塩基平衡─

血液のpHは厳密に7.4±0.05の範囲内に保たれている．この正常範囲を超えて酸性側に傾かせるような病態をアシドーシス，逆に塩基性（アルカリ性）側に傾かせるような病態をアルカローシスという．いずれも病的な状態であり，pH 6.8以下あるいはpH 7.8以上になると死に至る．生体内では細胞の活動によって常に酸性物質がつくられている．そのため血液は酸性に傾きやすいが，体内ではpHの変化を抑えて一定に保つしくみ（緩衝作用）が備わっている．その中でも中心的な役割を果たしているのが，重炭酸緩衝系と呼ばれるしくみである．

重炭酸緩衝系では血液中に酸性物質が増える（H$^+$が増える）と，血液中の炭酸水素イオン（重炭酸イオン，HCO$_3^-$）によって中和される．この反

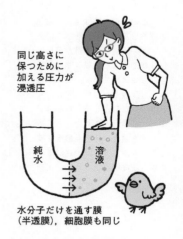

同じ高さに保つために加える圧力が浸透圧

純水　溶液

水分子だけを通す膜（半透膜），細胞膜も同じ

💡 ワンポイント

緩衝液

一般に，弱酸とその塩，または弱塩基とその塩の混合溶液である．

💡 ワンポイント

呼吸性アシドーシス

呼吸不全による肺のガス交換の不足で起こる．

呼吸性アルカローシス

肺のガス交換の過剰により起こる．

代謝性アシドーシス

重度の下痢や糖尿病などにより起こる．

代謝性アルカローシス

激しい嘔吐やカリウム欠乏などで起こる．

💡 ワンポイント

重炭酸緩衝系のしくみ

$$HCO_3^- + H^+ \rightleftarrows H_2CO_3$$
$$\rightleftarrows H_2O + CO_2 \uparrow$$

水と食物繊維

応で血液中に二酸化炭素（CO_2）ができ，肺から呼気として排出される．呼吸不全により十分に二酸化炭素が排出できないと血液は酸性に傾き（呼吸性アシドーシス），逆に過呼吸により二酸化炭素を過剰に排出すると血液はアルカリ性に傾く（呼吸性アルカローシス）．また過剰な水素イオン（H^+）は腎臓を経て尿として排出される．

このほか，血液中のリン酸塩，たんぱく質，アミノ酸なども緩衝作用を持っている．また腎臓では，必要に応じて過剰な H^+ あるいは HCO_3^- の排泄が行われることで pH の調節を行っている．

このように血液中の緩衝作用や，肺，腎臓の働きで血液の pH は一定に保たれており，このしくみを酸塩基平衡という．代謝を支える酵素などのはたらきは pH によって変わるので，体内の pH を一定に保つことは生命を維持するためにきわめて大切なことである．そのため，俗に「酸性食品」や「アルカリ性食品」と言われる食品を摂っても，体内の pH が変化することはない．

ワンポイント

酸性食品とアルカリ性食品

食品そのものが酸性かアルカリ性かということではなく，食品を燃やしたあとの灰を水中に入れ，その水溶液が酸性かアルカリ性かで決まる．リンや硫黄を含む食品は酸性食品，ナトリウム，カリウム，カルシウム，マグネシウムなどを含む食品はアルカリ性食品とされた．ここでいう酸性食品は体液を酸性にするので体に良くないとされていたが，現在は否定されている．

Column

水のおいしさ

私たちは水を摂取することで生体を維持している．したがって，私たちの食生活にとって安全な水が必要である．日本では食事や飲料水として水道水が使われる．水道水の水源は，日本ではダム，河川水，地下水などである．水源が不足する砂漠にある国では，海水から真水をつくり水道水としている．

昭和 30 年代までは日本各地に井戸が残っており，腸チフス，コレラ，赤痢などの伝染病の原因になることもしばしばあった．現在ではほとんどの家庭で上水道が普及している．水道水とは，感染症の危険性のある河川や井戸水を利用するという生活様式から，人々がいつでも手軽に安全に飲み水を手に入れるようにした，現代文明の象徴でもある．

日本の水道水には水質基準項目が定められており，すべての項目で基準値に合っていなければならない．危険性のある物質が基準値以上に入らないように管理し，常に安全な水が供給されている．

私たちは，水にもおいしいものとそうでないものがあることを感じ取れる．水道水は安全な水であるが，安全な水道水であってもカルキ臭があればおいしくは感じない．最近ではカルキ臭を減らすために，オゾン処理や活性炭処理などの高度処理を施し，さらにおいしい水になるように改善されている．ペットボトルの水を買うことが増えてきたが，このために水道水が飲めないのだと誤解する人がいるのは気がかりなことである．

水のおいしさは，においがないことと水に溶けている微量の無機成分や炭酸ガス（気体）の量によって決まるようである．味覚は人それぞれだが，水の善し悪しは食事のおいしさに影響を与え，それゆえに栄養の摂取にも影響を与える．

また，おいしい水を得るためにはきれいな環境を守ることが何より大切である．湖沼が生活廃水で汚染されると植物プランクトンが大量発生し，カビ臭などの異臭の原因になる．また汚染された水を水道水として利用するために，塩素による殺菌を十分に行うとカルキ臭が強くなる．おいしい水を得ることだけに目を奪われることなく，生活廃水で河川，地下水，湖沼を汚染することがないよう注意を払うことは生活者としての義務であろう．

4 章

例題

Q （　）内に適切な語句を入れなさい.

(1) 1日に摂取される水分は，飲料水，食物中の水，（①）である.

(2) 呼気や皮膚から失われる水分のことを（②）という.

(3) 細胞内液と細胞外液に含まれる電解質の組成は大きく異なる．細胞内液に多く含まれる陽イオンは（③）であり，細胞外液に多く含まれる陽イオンは（④）である.

A ① 代謝水　　② 不感蒸泄　　③ カリウムイオン（K^+）
④ ナトリウムイオン（Na^+）

 食物繊維の働きを理解しよう

（1）食物繊維とは

　ヒトの消化酵素で分解されない食物中の成分を食物繊維という．その大部分は植物がつくった炭水化物の仲間だが，現在はエビやカニの殻由来のキチン，キトサンや，デンプンを加熱処理して得られた難消化性デキスト

Column

食物繊維の重要性の発見

　20世紀半ば，イギリスの医者バーキットとトローウェルはアフリカで診療活動を行っていた．彼らは当時の欧米先進国に多く見られた大腸がん，虚血性心疾患，糖尿病などの発症率がアフリカではきわめて低いことに注目し，この理由は繊維の摂取量が多いことによるのではないかと考えた．そして，バーキットは1971年に「食物繊維の摂取量が少ないと大腸がん発生のリスクが高くなる」という有名な仮説（大腸がんに対する繊維仮説）を発表した．これが転機となり，食物繊維は「第六の栄養素」と呼ばれるほど注目されるようになった．

　1972年には，食物繊維は「ヒトの消化酵素で消化されない植物細胞の構造物質」とトローウェルに

よって定義された[*]．その後，食物繊維は，腸内環境を正常化し，有害物質の排泄を促進するなどの有用なはたらきを持つことが確認された．さらに，食物繊維の摂取によって，動脈硬化症，虚血性心疾患，腸疾患，高コレステロール血症，糖尿病，肥満，コレステロール胆石症などのさまざまな生活習慣病が減少することが相次いで明らかにされた．

――――――――――――
[*]その後の研究で植物由来の成分以外でも同様のはたらきをもつ成分が確認されているため，現在は「ヒトの消化酵素で消化されない食物中の難消化性成分の総称」と定義されている．

リンなども食物繊維の仲間とされている。古くから食物繊維は便通の改善に効果があることは知られていたが、栄養素としての機能はないと考えられてきた。むしろ栄養素の吸収をさまたげることから「無用の成分」と思われることもあったという。しかし近年、食物繊維のさまざまな生理的な機能が明らかになってきた。そのため、現在では健康の維持・増進に欠かせない食品成分と見なされている。

（2）食物繊維の性質

食物繊維には次のような性質を示すものが多い。

① 吸水性，膨潤性：水を吸って膨らむ性質がある。そのため食べると満腹感を生じやすい。

② 粘性：水を含んで粘度の高い状態になる。食物成分の拡散速度や、消化吸収速度を遅くさせる。

③ 吸着性：さまざまな物質を吸着する。食物中の栄養素、胆汁酸、有害物質などの吸収を抑えて、そのまま排泄させる。コレステロールも排泄させるため、水溶性食物繊維、不溶性食物繊維ともに血清コレステロールの上昇抑制効果がある。

④ イオン交換能：カルシウム，カリウム，ナトリウムなどの陽イオンを吸着する能力がある。食物繊維は分子内に陰イオンとなる原子グループを持つため、陽イオンを吸着することにより、陰イオン交換能を示すようになり、胆汁酸などを吸着できるようになる。

（3）食物繊維の分類

食物繊維にはさまざまな種類のものがあるが（表 4.1），水に溶ける水溶性食物繊維と水に溶けにくい不溶性食物繊維に大別される。水に溶けるかどうかで、食物繊維の生体内での役割をおおまかに予測することができると考えられている。それぞれの体内での役割は少し異なるため、両方を摂ることが望ましい。

① 水溶性食物繊維の働き

水溶性食物繊維には熟した果実に含まれるペクチン，海藻に含まれる寒

レベルアップへの豆知識

レジスタントスターチ
（難消化性デンプン）

調理されたデンプンはほとんど消化・吸収されると考えられてきたが、デンプンの一部は消化されにくく、ほとんど未消化のまま大腸に達することが近年わかってきた。たとえば糊化していないデンプンや、アミロース含量の高いデンプン、冷えて水分の抜けた（老化した）デンプンなどが消化されにくいデンプンであり、これをレジスタントスターチという。レジスタントスターチは一般に調理したての食品中には少ないが、冷えたご飯や冷めたパスタ、あるいは冷凍したデンプン含有食品には多く含まれる。これらは水溶性食物繊維と不溶性食物繊維の両方の性質を持ち、食物繊維と似た働きを持つ食事性成分であることがわかってきた。冷たい麺類やポテトサラダなどはレジスタントスターチが多く含まれている。温かい状態で食べるよりも消化吸収速度が遅いので、血糖値の急激な上昇が起こりにくい。

表 4.1　**おもな食物繊維**

水溶性食物繊維	不溶性食物繊維
ペクチン（水溶性）	セルロース
グルコマンナン	ヘミセルロース
寒天	ペクチン（不溶性）
アルギン酸	リグニン
	キチン，キトサンコラーゲン

天，アルギン酸，コンニャクに含まれるグルコマンナンなどがある．これらは水に溶けて粘り気のある液体やゲルになり，腸内で食品の栄養素を包み込んで消化・吸収の速度を遅らせると考えられている．また無機質（金属イオン）と結合することで，吸収を阻害する性質もある．これまでに，以下のような作用が確認されており，糖尿病や動脈硬化，高血圧の予防に効果的とされている．

① 血糖値の上昇抑制作用：糖質の消化・吸収を遅くするため，食後の急激な血糖値の上昇を防ぐ効果がある．

② 血清コレステロール濃度の低下作用：コレステロールや胆汁酸を包み込んで吸収を抑え，排泄を促進させる．胆汁酸はコレステロールからつくられるため，排泄される量が多くなるとコレステロールが胆汁酸をつくるために使われ，その結果血清コレステロール濃度が低下する．

③ 血圧上昇抑制作用：過剰のナトリウムは血圧を上げる作用があるが，ペクチンやアルギン酸などは腸内でナトリウムと結合し排出させるため，血圧の上昇を防ぐ効果がある．

また，水溶性食物繊維は有用な腸内細菌（いわゆる善玉菌．ビフィズス菌，ラクトバチルス菌，ストレプトコッカス菌，エンテロコッカス菌）の栄養源として利用される．腸内細菌の発酵の結果，食物繊維は分解されて酢酸，プロピオン酸，酪酸などの短鎖脂肪酸や乳酸に変わる．短鎖脂肪酸や乳酸は，大腸内のpHを下げて弱酸性にすることで有害物質の生成を抑える．

また短鎖脂肪酸の一部は体内に吸収されてエネルギー源となったり，腸の細胞の栄養源として利用され，腸の粘膜細胞の新陳代謝を盛んにすることで腸内を健康に保つのに役立つことがわかっている．

② 不溶性食物繊維の働き

不溶性食物繊維は根菜類やイモ類，精製度の低い穀類（玄米など），豆類など噛みごたえのある食品に多く含まれる．セルロース，ヘミセルロースは穀物の外皮や豆類，ゴボウに多く含まれる．またリグニンは豆類や果物に多い．不溶性のペクチンは未熟な果実に含まれる．不溶性食物繊維の多くは吸水性・膨潤性が高く，腸内で水分を含んで膨らむため腸を刺激し，蠕動運動を盛んにして消化管の通過速度を速くさせ便秘や大腸憩室症を防ぐ．また，多くの不溶性食物繊維には吸着性があり，食物中のコレステロールや胆嚢から分泌された胆汁酸を吸着して排泄させることで，血清コレステロール濃度を低下させることが認められている．また，発がん性物質や有害な重金属なども吸着し，大腸がんを防ぐ効果があると考えられている．

食物繊維は，精製度の低い穀類，イモ類，野菜，豆類，海藻，キノコ，果物など身近な食物に多く含まれる．しかし，近年日本ではこれらの摂取

胆汁酸

胆汁酸はコレステロールからつくられる．分泌された胆汁酸の大部分は回腸で再吸収されて再利用される（腸肝循環，p. 132参照）が，食物繊維に吸着されると再吸収されずに排泄される．

プレバイオティクス

ヨーグルトや納豆など，有益な菌を含む食品をプレバイオティクスという（p. 136）．

大腸憩室症

大腸の腸管壁の一部が外側に突出した状態になること．これは便秘などにより大腸に過剰な分節運動が起こり，大腸管が狭くなり大腸内圧が高くなることが大きな原因とされている．

水と食物繊維

食物繊維のおもな供給源
米から摂取する食物繊維は全摂取量の約10%を占める. 以下, パン, キャベツ, 温州みかん, 米みそなど, 摂取頻度の高い食品が私たちの食物繊維源となっていることがわかっている.

食物繊維を食べすぎると…
食物繊維の一部は大腸で微生物に分解されて吸収される. そのエネルギーは種類によって1gあたり0〜2kcalと見積もられており, 厳密にはまったくエネルギーにならないわけではない. 食物繊維を多く含む食品は通常かさが大きく, 大量に食べることは難しい. しかしサプリメントでは手軽に多量に摂取することができ, 下痢や腹部の不快感を起こすことがある. また食物繊維は栄養素の吸収を阻害する性質があり, 摂りすぎるとミネラルやビタミン不足を招く恐れがある.

量が減少し, 高脂肪・低食物繊維の食生活を送る人が多くなった. 国民健康・栄養調査によると, 1952年（昭和27）には日本人は平均1日あたり20.5gの食物繊維を摂取していた. しかしそれ以後摂取量は減り続け1970年（昭和45）に14.5gになり, 現在もほぼ同じ状態である. このような食物繊維の摂取量の減少とともに大腸憩室症の発症率が増加した. また脂肪の多い食品を摂取すると, 腸内で胆汁酸や腸内細菌の作用により発がん物質ができる. この発がん物質が大腸の粘膜と長期にわたって接触するとがんができやすいと考えられるため, 食物繊維を十分に摂る必要がある.

(4) 食物繊維の上手な摂り方

　以上のように, 食物繊維には糖尿病や高血圧症の予防・治療効果あるいは血清コレステロールを低下させるなど望ましい効果が認められている. 「日本人の食事摂取基準（2020年版）」では食物繊維の目標量は, 18〜64歳の男性で1日21g以上, 女性で18g以上とされているが, 現在の食生活では意識的に摂らないと実現しにくい. 食物繊維を摂るためには生野菜ではなく煮物やおひたしなど, 火を通して「かさ」を減らしたほうが多く食べられる. また食物繊維を多く含む食物であっても, 1回あたりの食べ

表4.2　**食物繊維を多く含む食品**

	食品名	100g中含量（g）	1回に食べる量（g）		食物繊維 水溶性（g）	不溶性（g）	総量（g）
野菜類	ゴボウ（ゆで）	6.1	40	1/4本	1.1	1.4	2.4
	菜花	4.3	50	1人前	0.7	1.5	2.2
	タケノコ（ゆで）	3.3	100	中1/2個	0.4	2.9	3.3
	大根, 葉（ゆで）	3.6	70	1人前	0.6	2.0	2.5
	ブロッコリー（ゆで）	4.3	50	1人前	0.5	1.7	2.2
	日本カボチャ（ゆで）	3.6	80	煮物2個	0.6	2.2	2.9
果実類	干しガキ	14.0	70	1個	0.9	8.9	9.8
	リンゴ, 皮むき	1.4	200	中1個	0.8	2.0	2.8
	バナナ	1.1	100	1本	0.1	1.0	1.1
藻類	干しヒジキ（乾）	51.8	5	煮物小鉢	—	—	2.6
	焼きノリ	36.0	2	全形1/2枚	—	—	0.7
	角寒天	74.1	2	小さじ1	—	—	1.5
豆類	枝豆（ゆで）	4.6	40	約25さや	0.2	1.6	1.8
	糸引き納豆	6.7	50	小1パック	1.2	2.2	3.4
イモ類	サトイモ（水煮）	2.4	70	1個	0.6	1.2	1.7
	ジャガイモ（水煮）	1.6	100	小1個	0.5	1.1	1.6
穀類	精白米, うるち米	0.5	100	1膳	0.0	0.5	0.5

「日本食品標準成分表2020年版（八訂）」をもとに, 通常の1食分の目安として計算したもの.

る量が少なかったり，食べる頻度が少ないと食物繊維の摂取量を増やすのにあまり役に立たない．実際には米・パンなどの主食が食物繊維のおもな供給源となっており，とくに玄米や胚芽精米のような精製度の低い穀物は食物繊維を多く含んでいる（表4.2）．

Column

からだに良い植物由来の成分，フィトケミカル

フィト（*phyto*），またはファイトとはギリシャ語で「植物」，ケミカルは英語で「化学物質」の意味であり，フィトケミカルとは植物に含まれる物質を意味している．近年，植物由来のさまざまな成分が健康のために良い効果をもたらすことが明らかになってきた．植物は光合成によって炭水化物などの栄養分をつくり出す．植物は太陽の光を浴びないと成長できないが，太陽光に含まれる紫外線によって体内に有害な活性酸素が発生することは避けられない．そのため植物は数多くの抗酸化物質をつくり出し，活性酸素の害から身を守っている．これまでに抗酸化作用を持つ色素，香り，アクなどの成分が数多く見つかっている．これらフィトケミカルは植物体内だけでなく，ヒトが摂取しても体内で抗酸化作用を発揮する．近年，フィトケミカルは抗酸化作用以外にもさまざまな機能を持つことが明らかになってきた（機能性成分といわれる）．

・ポリフェノール：糖質が一部変化した物質で，非常に多くの種類がある．赤，紫，青，黒，褐色など鮮やかな色を持つものが多い．強力な抗酸化作用のほか抗菌，抗ウイルス，抗血栓，血行促進などさまざまな作用があるものが知られている．

アントシアニン，カテキン，タンニン，イソフラボン，ケルセチン，カカオポリフェノールなど．

・カロテノイド：おもに緑黄色野菜に含まれる赤，オレンジ，黄色などの色素成分である．強い抗酸化性を持ち，老化予防，発がん抑制などが期待されている．

アスタキサンチン，カロテン，クリプトキサンチン，リコピンなど．

・含硫化合物：硫黄を含む化合物の総称．ニンニク，ニラ，タマネギの香り成分や大根，ワサビなどの辛味成分などがある．抗酸化，抗菌，抗血栓，動脈硬化の予防効果があることが知られている．

アリシン，硫化アリル，アホエン，イソチオシアネートなど．

その他にもテルペン，カプサイシン，グルカンなどが知られ，これからも未知の成分が数多く見出されると考えられている．

これらフィトケミカルの持つ美しい色や良い香りや辛味などは，おいしさを引き立てる．またこれらの成分の機能が解明され，老化，生活習慣病，がんなどの予防効果があるとして期待が集まっている．太陽の光を浴びて育った色鮮やかな野菜や果物を並べ，薬味やハーブで香りや辛味などを添えておいしく食べることが健康に役立つようだ（p.96 コラム参照）．

水と食物繊維

p. 116, 117 参照←

1 不感蒸泄と不可避尿とは何か説明しなさい.

p. 121 ～ 125 参照←

2 食物繊維とは何か説明し, 多く含まれる食品の例をあげなさい.

4章のポイントです.
しっかり押さえておこう

3 次の記述の中で正しいものに○, 誤っているものに×をつけなさい.
① 代謝水とは, 栄養素の代謝により排泄される水のことである.
② 水の摂取量が少なくなると, 尿はほとんどつくられなくなる.
③ 尿として排泄される水分量は1日の総水分排泄量の約90%を占める.
④ 体液の pH はほぼ一定に保たれている.
⑤ 細胞内液にはナトリウムイオン, カリウムイオンともに細胞外よりも多く含まれる.
⑥ 酸塩基平衡の異常の原因には呼吸性のものと代謝性のものがある.
⑦ 食物繊維はまったくエネルギー源にはならない.
⑧ 食物繊維を摂りすぎるとミネラルの吸収が阻害される.
⑨ 寒天は水には溶けないので不溶性食物繊維である.
⑩ 腸内細菌によって食物繊維から生成された短鎖脂肪酸は大腸から吸収される.

4
章

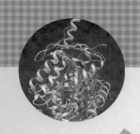

5章

消化と吸収

5章で
学ぶこと

　摂取した食物が消化，吸収される過程では，多くの消化器系器官がかかわっており，栄養素は各器官においてさまざまな消化液，消化酵素の作用を受けます．吸収のしくみ，吸収後の体内での輸送経路も異なる機構で調節されています．

　各栄養素の種類や性質（水溶性，脂溶性）別に，それぞれの栄養素が各消化過程で，どのような成分にまで消化され，どのように吸収されて体内で存在しているのか，この章では理解しましょう．

5章の
キーワード

☐ 消化管　☐ 消化液　☐ 消化酵素　☐ 管腔内消化　☐ 膜消化　☐ 受動輸送　☐ 能動輸送　☐ 輸送経路　☐ 消化吸収率

1 消化と吸収―摂取した食物の，体内での変化を理解しよう―

　摂取した食物は，食物中に含まれる栄養素を細胞が吸収して利用できるように，体内でかたちや大きさが変化していく．この過程を消化という．消化された食物は，さらに細胞内に取り込まれ，血管やリンパ管を通じてさまざまな組織へ運ばれる．この過程を吸収という．

　食物の消化と吸収にかかわる，すべての器官を消化器系という．消化器系は消化管と，消化を助ける消化液を分泌する消化腺からなる（図 5.1）．

（1）消化管

口腔，咽頭，食道，胃，小腸（十二指腸，空腸，回腸），大腸（盲腸，結腸，直腸），肛門の一連にわたるさまざまな器官を消化管という．

　消化管の構造は食物が通るために管状となっており，基本的な構造とし

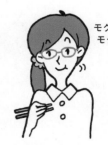

モグ
モグ

消化は，まず
噛むことから

ゴックン

私は丸飲み
だけどね

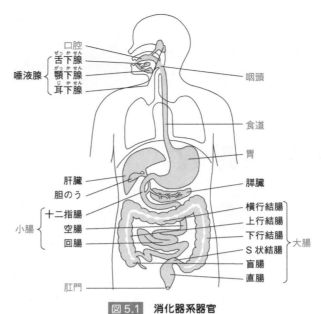

口腔
舌下腺
顎下腺
耳下腺
唾液腺

咽頭

食道

胃

肝臓
胆のう

膵臓

十二指腸
空腸
回腸
小腸

横行結腸
上行結腸
下行結腸
S状結腸
盲腸
直腸
大腸

肛門

図 5.1　消化器系器官
赤色の文字は消化管，それ以外は消化腺である．

ては，管の内側である管腔側から外側に向かって順番に，粘膜（上皮細胞，粘膜下層など），筋層，漿膜という層で構成されている．

（2）消化腺

　消化を助けるための消化液を消化管の中へ分泌する腺を，消化腺という．唾液腺，膵臓，肝臓，胆のうなどが消化腺に含まれる．

2　消化のパターンを覚えよう

　食物が消化されて栄養素が吸収されるまでの過程には，消化管の管腔で行われる管腔内消化と，小腸の上皮細胞で行われる膜消化とがある．

（1）管腔内消化

　管腔内消化は，消化を行う器官や消化液の作用の違いによって物理的消化，化学的消化，生物学的消化の三つに分類される．

① 物理的（機械的）消化
　口腔で行われる咀嚼によって食べ物を小さく砕いたり，消化管の動き（分節運動，蠕動運動，ふり子運動）によって食べ物を小さくしながら移動させると同時に，消化液を混ぜ合わせたりすることで行われる消化をいう（図5.2）．

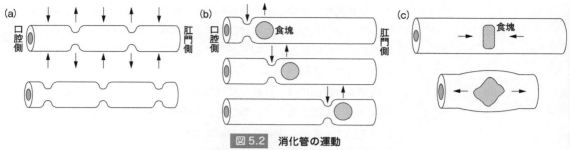

図 5.2 消化管の運動
（a）分節運動，（b）蠕動運動，（c）ふり子運動．

② 化学的消化

消化液に含まれる消化酵素によって，1）分子の大きい栄養素を分解する，2）酸によって食品成分を変性（性質が変わる）・溶解・分解する，3）アルカリによって中和する，4）胆汁による乳化作用（p. 66 参照），などを行い消化することをいう．

③ 生物学的消化

大腸に生息する腸内細菌の働きによって未消化成分を分解することをいう（p. 136 参照）．

食物が消化管を通過する間に，上記三つの消化作用が行われる．しかし，これらの管腔内消化だけで，すべての栄養成分が吸収されるために十分に小さく分解されるわけではなく，さらに膜消化という過程が必要となる．

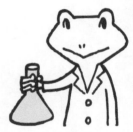

化学的消化

（2）膜消化

消化管で消化された栄養素が，小腸上皮細胞において吸収される最小単位にまで十分に分解される過程を膜消化という（図 5.3）．

小腸の上皮細胞は栄養素が吸収される場である．栄養素が吸収されるためには，できるだけ多くの栄養素が小腸の上皮細胞と接触しなければならない．そのため，小腸上皮細胞はより多くの栄養素を吸収できるように，

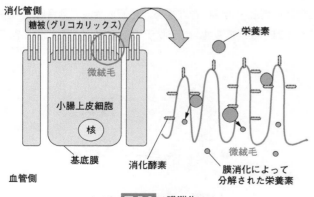

図 5.3 膜消化

表面積を大きくするための構造を持っている．小腸の内壁には輪状の入り組んだ「ひだ」があり，輪状ひだは多数の絨毛におおわれている．絨毛の表面にはさらに細かい微絨毛があり，栄養素を吸収する面積をできるだけ大きくしている．

　微絨毛の表面には，糖被（グリコカリックス）と呼ばれる層が存在する．糖被は糖たんぱく質，多糖類などから成り，栄養素と接触すると栄養素の分子を小さくする．栄養素は糖被により低分子化されながら微絨毛へと到達する．さらに，微絨毛には多種にわたる消化酵素が存在しており，これらの消化酵素によって栄養素は吸収可能な最小単位（単糖類，アミノ酸など）にまで分解される．

　以上のように，管腔内消化と膜消化を経て栄養素は吸収される段階にまで，分解されるのである．

③ 消化の流れを理解しよう

　食物が口腔に入ったときから消化は始まる．食物が口腔から始まって体外へ排出されるまでに通過する消化管では，それぞれどのような消化作用が行われているのかを理解しよう．

（1）口腔

　食物の消化は口腔から始まる．口腔には歯と舌が存在し，食物の塊を小さく噛み砕きながら唾液と混合する．これを，咀嚼という．咀嚼によって食物の塊は小さくなり唾液と混ざり合うことで，咽頭での嚥下（飲み込むこと）が容易になり，のちの消化管での消化をより効率的に行うことができる．

　成人では1日あたり約1〜1.5Lの唾液が分泌される．唾液は耳下腺，顎下腺，舌下腺から成る大唾液腺と，小唾液腺から分泌される（図5.4）．

　小唾液腺：口唇腺・舌腺に存在する．粘液と漿液の混合腺から成る．

　大唾液腺：耳下腺（漿液性，サラサラした唾液を分泌する），顎下腺（漿

ストレスと唾液の分泌

唾液の分泌は，自律神経によって支配されている．リラックスしているときは副交感神経支配が優位で，漿液性のサラサラとした唾液が多く分泌される．一方，ストレスを感じる環境や精神的疲労，不安・恐怖を感じているときには交感神経が優位となり，唾液の分泌量は減り粘度が増す．

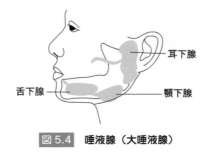

図5.4　唾液腺（大唾液腺）

液性と粘液性の混合した唾液を分泌)，舌下腺（粘液性のある唾液を分泌）から成る．

　耳下腺から分泌される唾液には，消化酵素のα-アミラーゼが多く含まれており，口腔内ではデンプンの分解が行われる．

　デンプンは多糖類のアミロペクチンとアミロースの混合物である．α-アミラーゼがデンプン中のグルコース同士のα-1.4-結合を加水分解し，オリゴ糖，マルトトリオース，マルトースなどにまで分解する．

(2) 咽頭

　口腔での咀嚼によって滑らかになった食物の塊は，舌の運動によって咽頭に押し込まれ，さらに咽頭から食道へ送られる．これを，嚥下という．嚥下は食塊が咽頭に触れると反射的に起こる運動によって支配されており，これらの運動は脳の延髄にある嚥下中枢により支配されている．

(3) 食道

　食べ物を咽頭から胃へ送る管が食道であり，その長さは約 25 cm である．食道では胃に向かって一方通行の蠕動運動が行われており，食べ物が咽頭に向かって逆流しないようにしている．

(4) 胃

　胃で行われる消化活動は，咀嚼された食べ物を胃液と混合することにより，① 胃液中の塩酸により食物に付着している微生物の殺菌，たんぱく質の変性，② 胃液中の消化酵素によるたんぱく質・脂肪の初期消化，というはたらきがある．

　胃液は，胃酸（塩酸），たんぱく質分解酵素であるペプシン，胃壁を保護する粘液物質（ムチン）などを含む．塩酸が含まれているため，胃液のpH は 1.5 〜 2.0 と低い．ペプシンは，ペプシノーゲンという不活性型（酵素としての触媒機能を持たない型）の物質として胃の胃固有腺の細胞から分泌される．分泌後，胃液中の塩酸により活性化（反応性が高まること）

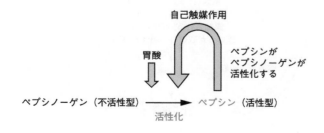

図 5.5　ペプシンの自己触媒作用

レベルアップへの豆知識

誤嚥と嚥下障害

食塊が誤って食道ではなく気管に送られると，むせたり鼻腔への逆流を起こしたりする（誤嚥）．咀嚼や嚥下が困難になることを嚥下障害という．嚥下運動は延髄の嚥下中枢により支配されているため，延髄の障害は嚥下障害の原因の一つとなりうる．嚥下障害を引き起こす疾患としては，脳血管障害によるものがもっとも多い．
また，加齢にともなって咀嚼力や唾液の分泌力が低下するため，高齢者では誤嚥が起こりやすい．誤嚥が原因で肺炎を起こす誤嚥性肺炎にもつながるため，栄養士・管理栄養士も摂食・嚥下障害に対する正しい知識を持ち，取り組んでいくことが求められている．

レベルアップへの豆知識

消化を良くする食事の環境づくりは大切！

食事を摂るときには，味覚，視覚，嗅覚などさまざまな感覚や条件反射による刺激により，神経伝達物質（アセチルコリン）が分泌される．アセチルコリンが分泌されると，胃固有腺からの胃酸，ペプシノーゲンの分泌が促進される．また，同じく胃固有腺からのガストリンの分泌も促進され，これが二次的に胃酸の分泌を促進する．

食べ物が胃に入ることによって，胃をふくらませ機械的に刺激することもまた胃酸，ペプシノーゲン，ガストリンの分泌を促進する．したがって，おいしそうな食べ物を見たり，良い香りを嗅いだり，ゆっくりと楽しみながら食事を摂って胃を刺激することは唾液や胃酸の分泌を促すために必要であり，食事の環境づくりが重要であることがわかる．

され，ペプシンとなる．生成したペプシンはさらに分泌されてくるペプシノーゲンを活性化する．これを自己触媒作用という（図5.5）．ペプシンは，たんぱく質をプロテオース，ペプトン，ポリペプチドまで分解する．胃の内容物が十二指腸へ送られると，胃の運動は抑制される．

（5）小腸内での消化

① 小腸の構造

小腸は上部から十二指腸，空腸，回腸から成る．十二指腸はU字を横向きにしたような形状をしており，胆のうとは胆管を介して，膵臓とは膵管を介してつながっている．胆管からは胆汁が，膵臓からは膵液が分泌され，それぞれ胆管，膵管を経由して十二指腸内へ分泌される（図5.7参照）．

② 胆汁と小腸

肝臓には門脈，肝動脈，肝静脈などの血管に加え，胆汁が通る胆管が走行している．胆汁は肝臓の細胞で産生される消化液で，成人では1日あたり約0.5～1L分泌される．胆汁に含まれる成分には，胆汁酸，胆汁色素（ビリルビン），コレステロールなどがある．

胆汁は消化酵素を含まない消化液である．成分の胆汁酸がグリシン，タウリンなどと結合することで胆汁酸塩となり，脂溶性の成分を乳化する．乳化した脂肪は小さい粒子になり，さらにミセル（図3.7参照）を形成することで表面積が増大し，脂肪や脂溶性ビタミンが消化酵素の働きを受けやすい状態にする．つまり，胆汁は脂肪，脂溶性成分がのちに脂質分解酵素の働きによって消化されるのを助ける役割をしていると言える．

胆汁は肝臓から胆管を経て分泌される．胆管はしだいに集まって1本の

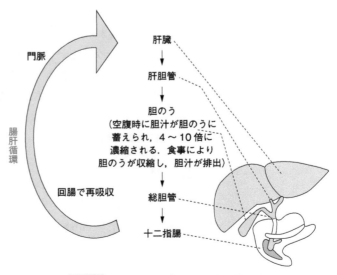

図5.6 胆汁酸の小腸への分泌，腸肝循環

肝胆管となる．肝胆管は胆のうへ続く胆のう管と合流して総胆管となり，十二指腸へと合流する．胆汁は肝臓でつくられたあと，胆のうに蓄えられる間に濃縮される．食事を摂取した刺激により胆のうが収縮すると，蓄えられていた胆汁が十二指腸へと分泌される．

　十二指腸へ分泌後，役割を終えた胆汁はほとんどが回腸で再び吸収され，門脈を通り肝臓へ再び運ばれる．肝臓へ戻った胆汁酸の多くは新たな胆汁をつくるのに再利用される．これを，胆汁の腸肝循環という（図5.6）．

③ 膵液と小腸

　1日あたり約1〜3Lの膵液が膵臓でつくられ，分泌され，膵臓から伸びる膵管を通り，十二指腸内へ分泌される．

　膵液の成分はほとんどが水分だが，消化に重要な消化酵素と重炭酸イオン（HCO_3^-）を含む．重炭酸イオンを含んでいるためアルカリ性を示し，胃から移送されてきた酸性の内容物を中和する．膵液には，糖質分解酵素

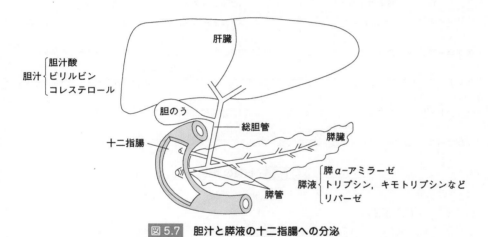

図5.7 胆汁と膵液の十二指腸への分泌

表5.1 消化管の消化酵素とたんぱく質の消化

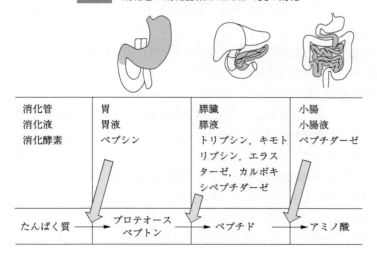

消化管	胃	膵臓	小腸
消化液	胃液	膵液	小腸液
消化酵素	ペプシン	トリプシン，キモトリプシン，エラスターゼ，カルボキシペプチダーゼ	ペプチダーゼ

たんぱく質 ─→ プロテオースペプトン ─→ ペプチド ─→ アミノ酸

（膵α-アミラーゼ），たんぱく質分解酵素（トリプシン，キモトリプシン，エラスターゼ，カルボキシペプチダーゼ），脂質分解酵素（リパーゼ）が含まれているため，十二指腸に送られた食塊は糖質，脂質，たんぱく質の三大栄養素の消化を受ける（図5.7，表5.1）.

膵液に含まれる消化酵素により，各栄養素は次のように分解される.

(a) 糖質

多糖類は膵臓からの膵α-アミラーゼ（アミロプシン）により少糖類，二糖類にまで分解される. さらに，膜消化によりそれぞれ単糖類へと分解される（図5.8）.

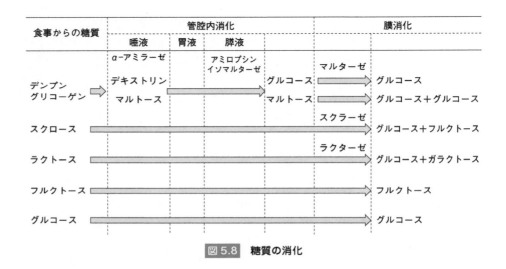

図5.8　糖質の消化

(b) 脂質

分泌された胆汁によって脂質は乳化され，ミセル化する. その後，十二指腸に分泌された膵液中のリパーゼのはたらきによってトリアシルグリセロールは，モノアシルグリセロール，ジアシルグリセロール，脂肪酸などに分解される.

小腸ではコレステロールエステラーゼにより，コレステロールが加水分解され，遊離型コレステロールとなって吸収される.

(c) たんぱく質

たんぱく質分解酵素は，アミノ酸が多数結合したポリペプチドを加水分解するが，作用部位（どこでペプチド鎖を切断するか）の違いによって分類することができる. トリプシン，キモトリプシン，エラスターゼはエンドペプチダーゼに分類され，ペプチド鎖の中央を切断する. カルボキシペプチダーゼはエキソペプチダーゼに分類され，ペプチド鎖の末端（C末端，N末端）から切断する（図5.9）.

さらに膜消化によってオリゴペプチドはアミノ酸，ジペプチド，トリペ

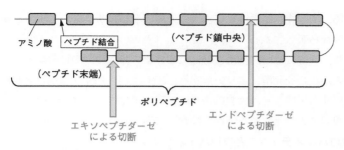

図5.9 エンドペプチダーゼとエキソペプチダーゼ

端から切るのはエキソペプチダーゼ，途中で切るのはエンドペプチダーゼ

○ アミノ酸
○○ ジペプチド
○○○ トリペプチド

プチドまで分解される.

④ 小腸液

小腸では十二指腸にある腸腺（ブルンネル腺）や小腸全体にある腸腺（リーベルキューン腺）から小腸液が分泌される. 小腸液は消化酵素を含んでおらず，アルカリ性で粘液性成分を含んでいる. 小腸壁の pH や浸透圧を調整し，胃から移動してきた酸性の内容物から保護している.

(6) 大腸

① 大腸の構造

大腸は小腸の回腸の開口部の下から始まり，順番に盲腸，結腸，直腸から成る. さらに結腸は走行の方向によって，上行結腸，横行結腸，下行結腸，S字結腸に分けられる（図5.10）.

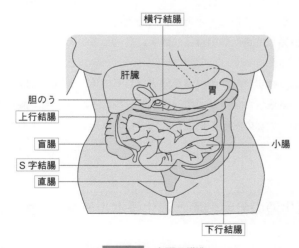

図5.10 大腸の構造

② 大腸内での消化

食後4時間以上経つと，大腸の回盲部（小腸から大腸への移行部分）に食事の内容物が運ばれ，食後約 12 〜 15 時間ほどでほぼすべてが大腸に移

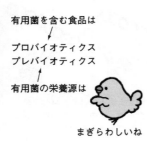

有用菌を含む食品は

プロバイオティクス
プレバイオティクス

有用菌の栄養源は

まぎらわしいね

動する．内容物が蠕動運動によって大腸内を移動する間に，水分と電解質が大腸から吸収される．

また，大腸には腸内細菌と呼ばれるさまざまな種類の細菌が生息していて，未消化物を発酵により分解する．未消化物，粘膜がはがれ落ちたもの，腸内にすむ細菌などは大腸の後半部分で固形化され，食後24～72時間後には直腸で固形化された便が肛門から排泄される．

③ プロバイオティクスとプレバイオティクス

消化と吸収のほとんどが小腸で行われ，残った液状の未分解成分が大腸へ移動してくる．大腸内に生息する腸内細菌の中には，これらの成分を栄養源とする菌が常に存在している．

これらの腸内細菌は消化酵素で分解されなかった難消化性成分（食物繊維，オリゴ糖など）を分解し，単糖類にする．さらに腸内で発酵され，酪酸，酢酸，プロピオン酸などの短鎖脂肪酸を産生する．近年，この短鎖脂肪酸が大腸内でエネルギー源として利用されることがわかった．難消化性糖質は1gあたり約2kcalのエネルギーとなる．

プロバイオティクスとは，宿主，つまりヒトにとって有益（健康を増進するよう）に働く生きた細菌（有用菌）によって構成される微生物やそれらを含む製品を指す．たとえば，乳酸菌，ビフィズス菌，納豆菌などで，ヨーグルトなどの発酵乳や納豆に含まれるものである．

プレバイオティクスとは，有益な腸内細菌であるプロバイオティクスの栄養源となって，増殖を促進する食品成分を言う．

プロバイオティクスを含むヨーグルトやチーズの他に，近年では，プロバイオティクス，プレバイオティクスを活用して健康増進を図ることを目的とした製品や特定保健用食品が数多く登場している．

④ 大腸液

大腸では，わずかだが大腸液が分泌されている．大腸液には消化酵素は含まれず，粘液やカリウムイオン，ナトリウムイオン，重炭酸イオンなどが含まれる．大腸の粘膜を保護し，内容物の移送を容易にする役割を持っている．

レベルアップへの豆知識

便秘予防の秘訣とは

大腸の蠕動運動はもともと1日に数回と頻度が少ない．食事が胃に入ることによって大腸の蠕動運動が刺激され，急激な蠕動が起こる（胃・結腸反射）．また直腸に内容物が達すると，直腸の壁への刺激が骨盤神経を介して排便反射を起こす．また，肛門の筋肉が緩んで排便が起こる．便意をもよおしても我慢し続けると，直腸からの神経の反射が鈍くなり，しだいに便意が起こりにくくなってしまう．したがって，朝には朝食をきちんと摂取して胃と大腸を刺激し，トイレに行く習慣を身につけることで定期的な排便が促され，便秘の予防となる．

---

④ 消化液の分泌調節と消化管ホルモンを理解しよう

消化管液の分泌と消化管の活動は，神経や消化管ホルモンの働きによって調節されている．神経による調節はおもに自律神経によるもので，副交感神経の働きが優位になると消化管の活動は盛んになる．反対に，交感神経の働きが優位になると消化管活動は抑制される．

消化管ホルモンとは，ペプチドが多数結合したポリペプチドから成り，

表5.2 おもな消化管ホルモンと作用		
消化管ホルモン	分泌される場所	作用
ガストリン	G細胞 （胃，十二指腸）	胃酸，ペプシンの分泌促進
セクレチン	S細胞 （十二指腸，空腸）	重炭酸イオン，ガストリンと塩酸の分泌を抑制
コレシストキニン	I細胞 （十二指腸，空腸）	膵消化酵素分泌促進，胆のうを収縮させ胆汁分泌促進

消化管の粘膜で分泌され，消化管の局所や血管内に入って作用する．おもな消化管ホルモンとそのはたらきについては表5.2にまとめた．

5 吸収はどのように行われるのか

（1）吸収が行われる場所

消化された食物成分の吸収は，ほとんどが小腸で行われるが，そのほか胃，大腸でも吸収される．

小腸では糖質，脂質，たんぱく質を始めとしてほとんどの栄養素が吸収される．胃ではアルコールが直接吸収される．水分，電解質，不要となった腸内細菌などは大腸で吸収される．

（2）吸収のしくみ

栄養素が小腸の上皮細胞に吸収されるしくみとして，いくつかの輸送パターンがあり，どのしくみを利用して吸収されるかは栄養素によって異なる（図5.11）．

① 受動輸送

受動輸送とは，小腸内腔（管の内側）の栄養素濃度が，上皮細胞内の濃度よりも濃い場合に起こる栄養素の輸送である．栄養素が濃度差に従って，濃い側から薄い側へと移動する．濃度の勾配に従うため，栄養素が移動するのにエネルギーを必要としないのが特徴である．受動輸送はさらに単純拡散と促進拡散に分かれる．

（a）単純拡散

単純に濃度勾配に比例して栄養素が輸送される．

（b）促進拡散

栄養素が担体（キャリアー）という輸送物質と結合して膜を通過し，小腸上皮細胞内に吸収されてから担体が離れる．単純拡散に比べて栄養素の

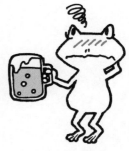

アルコールは胃でも
吸収される

137

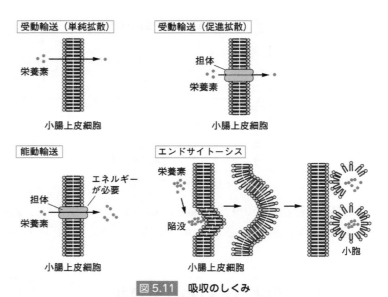

図 5.11　吸収のしくみ

小腸上皮細胞の左側が小腸内腔，右側が上皮細胞内を示す.
中屋　豊，宮本賢一 編著，『エッセンシャル基礎栄養学』，医歯薬出版（2005）より
図を参考に作成.

輸送速度が速い.

② 能動輸送

　小腸内腔の栄養素の濃度が，上皮細胞内での濃度よりも低い場合でも，濃度勾配に逆らって吸収される．つまり，低濃度側から高濃度側に栄養素が輸送される吸収機構である.

　能動輸送の過程ではエネルギーが必要であり，さらに栄養素と結合する担体が必要である.

③ エンドサイトーシス（食作用現象）

　細胞膜の一部が陥没して栄養素を包み込み，小胞をつくる．栄養素を取り込んだ小胞は細胞膜から離れてそのまま細胞内を移動する．細胞の外へ栄養素を出すときには，小胞が細胞膜と融合して栄養素のみを細胞外へと送り出す（図 5.11 参照）.

（3）栄養素それぞれの吸収機構

① 糖質

　グルコース，ガラクトース：能動輸送によって吸収される．Na^+/D-グルコース共輸送担体を介して吸収され，エネルギーを必要とする.

　フルクトース：促進拡散により，フルクトース輸送担体を介して取り込まれる（図 5.12）.

② アミノ酸

　タンパク質の加水分解によって生じた L-アミノ酸は能動輸送で吸収さ

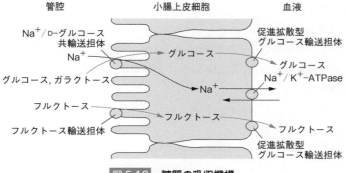

図中の糖質，Na^+ の高さは相対的濃度関係を示す．合田敏尚 著，細谷憲政 監，武藤泰敏 編，『消化・吸収―基礎と臨床　改訂新版』，第一出版（2002），p.247 より一部抜粋，改変．

図5.12　**糖質の吸収機構**

れる．D-アミノ酸は受動輸送により吸収される．また，ジペプチド，トリペプチドなどのペプチドは能動輸送で吸収される．

③ 脂質

　形態により吸収経路が異なる．遊離脂肪酸は受動輸送の単純拡散によっ

　　　　消化・吸収についての記述である．正しいのはどれですか．

(1) 水溶性の栄養成分は，消化されたのちリンパ管から吸収される．
(2) 能動輸送はエネルギーを必要とする吸収方法の一つである．
(3) 胆汁は腎臓で合成される．
(4) ペプシノーゲンは脂質分解酵素である．
(5) 膵液は酸性を示す．

　　　(2)

(1) ×：水溶性栄養成分は消化後門脈を経由して血液に入る．リンパ管から吸収されるのは脂溶性栄養成分．
(2) ○：促進拡散，能動輸送はエネルギーを必要とする．
(3) ×：胆汁は肝臓で合成され，胆のうに蓄えられる．
(4) ×：ペプシノーゲンは胃酸，ビタミンCなどのはたらきによりペプシンとなり，たんぱく質を分解する．
(5) ×：膵液は重炭酸イオン（HCO_3^-）を含んでいるためアルカリ性を示し，胃から移送されてきた酸性の内容物を中和する．

ワンポイント

内因子

胃粘膜から分泌される特別なたんぱく質（糖たんぱく質の一種），胃を切除した場合，内因子が不足してビタミン B_{12} 欠乏になることがある．

て吸収される．

④ ビタミン

水溶性ビタミンの多くは受動輸送によって吸収される．ビタミン B_{12} は胃液中の内因子と結合して能動輸送により吸収される．

⑤ ミネラル

多くはイオンとして吸収される．カルシウムは受動輸送と能動輸送の両方により輸送される．

6 吸収された栄養素はどのように体内を運ばれていくのか

小腸から吸収された栄養素は，溶解性によって異なった経路で体内を移動する（図 5.13）．

（1）門脈系の輸送経路と利用

水溶性成分（単糖類，アミノ酸，無機質，水溶性ビタミン）に加え，短鎖・中鎖脂肪酸は毛細血管から門脈を経由して血液によって運ばれる．門脈は肝臓に合流する静脈であり，腸から吸収された水溶性栄養素は膵臓から分泌されたホルモン（インスリン，グルカゴンなど），脾臓からのヘモグロビン分解物などとともに肝臓に集まる．

肝臓に運ばれた単糖類は，肝臓内でグルコースに変えられ，エネルギー源として利用される．また，過剰なグルコースは肝臓や脂肪組織においてトリアシルグリセロールに変換され，蓄積される．

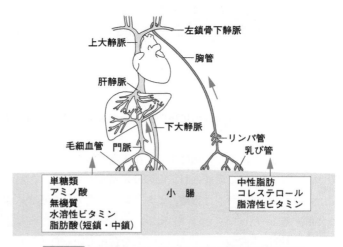

図 5.13 門脈系，リンパ系による吸収・体内輸送経路

「平戸八千代：栄養素別の消化・吸収，栄養・健康科学シリーズ　栄養学総論（糸川嘉則，柴田克己 編），改訂第 3 版，p. 120，1994，南江堂」より許諾を得て改変し転載．

アミノ酸は門脈を経由して肝臓に運ばれたあと，アミノ酸プール（p. 58参照）の一部分となる．エネルギー不足時にはエネルギー源として，体たんぱく質の合成材料，ホルモン，酵素，核酸などの材料として利用される．

（2）脂溶性栄養素の輸送経路と利用

中性脂肪，コレステロール，脂溶性ビタミンなどは水に不溶性のため血液によってではなく，リンパ液によって運ばれる．長鎖脂肪酸やグリセロールは，吸収後小腸上皮細胞内でリポたんぱく質であるキロミクロンを再合成する．このキロミクロンも，リンパ管に分泌される．脂溶性栄養素は，リンパ管を経由し，やがて胸管を経て左鎖骨下静脈において血管に合流する．大動脈に入り全身に運ばれ循環したあと，肝臓やその他の組織で利用される．

キロミクロンに含まれる脂質成分は，リポたんぱく質リパーゼによって分解され利用される．おもに皮下や腹腔に蓄えられたあと，必要に応じてエネルギー源として利用されたり，生体膜を形成するために使われたり，肝臓でリポたんぱく質の再合成に使われたりする（第3章参照）．

7　消化吸収率を理解しよう

摂取した食物のすべてが吸収されるわけではなく，食物の中には，消化酵素や大腸の腸内細菌の働きを受けずに糞便中に排泄される成分も存在する．そこで，摂取した食物の栄養素量に対して，実際にどれだけの栄養素が吸収されたかを消化吸収率として表す．

（1）消化吸収率の求め方

消化吸収率とは，ある成分を摂取した量に対する，実際に体内に吸収された量の割合（％）で示したものである．

$$消化吸収率（\%）= \frac{吸収量}{摂取量} \times 100$$

（2）見かけの消化吸収率，真の消化吸収率の求め方

消化吸収率の求め方の原理を用いて，ヒトや動物において，ある成分を摂取した量に対する，実際に体内に吸収された量の割合（％）を，見かけの消化吸収率として示す．

実際に体内に吸収された量を求めるときには，ある成分の摂取量から，糞便中に排泄された同じ成分の量を差し引いた差を，吸収量とする．

$$見かけの消化吸収率（\%）＝\frac{摂取量－糞中排泄量}{摂取量}×100$$

$$真の消化吸収率（\%）＝\frac{摂取量－（糞中排泄量－糞中内因性排泄量）}{摂取量}×100$$

（3）内因性排泄量

　糞便中に排泄される成分は，食物由来の未消化成分だけではない．消化液，消化管上皮粘膜が剝離（はくり）した成分，腸内細菌の菌体成分なども含まれる．こうした食物に関係しない，生体由来の成分を内因性成分という．したがって，内因性排泄量とは糞便中に含まれる生体由来成分（ヒトの体内成分を材料とする成分）のことを指す．

　つまり摂取した成分から，糞便中に排泄された成分を引いたものが「体内に吸収された量」と見なして求めたものが見かけの消化吸収率である，これに対して，食べ物の残りだけではなく，内因性排泄量も体外に排泄された量から引いた上で，「摂取した食物成分のうち，体内にどれだけとどまったか」を示しているのが真の吸収率といえる．

練 習 問 題

p. 127 ～ 137 参照← 1 消化と吸収に関する記述である．正しいものはどれですか．
(1) 胃酸中の塩酸は，ペプシノーゲンを不活性化する．
(2) 胆汁は消化酵素を含む．
(3) 消化管ホルモンであるコレシストキニンは，膵臓の酵素分泌と胆のう収縮を促進する．
(4) 消化管ホルモンであるセクレチンは，胃から分泌される．
(5) 消化管ホルモンであるガストリンは，胃酸分泌を抑制する働きがある．

p. 127 ～ 141 参照← 2 栄養素の消化吸収・体内動態に関する記述である．正しいものはどれですか．
(1) 消化された食物成分の吸収は，すべて小腸で行われる．
(2) 脂溶性ビタミンは吸収後血管に入り，門脈を経てすべて肝臓に集められる．
(3) 食事由来のトリアシルグリセロールは，吸収されたのち，キロミクロンに取り込まれる．
(4) 長鎖脂肪酸は水溶性が高いため，門脈血中に取り込まれる．
(5) たんぱく質の消化は，口腔から始まる．

p. 127 ～ 141 参照← 3 消化と吸収に関する記述である．正しいものはどれですか．
(1) グルコース，ガラクトースは能動輸送によって小腸上皮細胞に吸収される．

(2) 胃液の分泌は，ビタミン B_6 の吸収に必要である．

(3) フルクトースは輸送担体と結合して単純拡散により吸収される．

(4) アミノ酸は促進拡散によって小腸上皮細胞に吸収される．

(5) ジペプチドの状態では小腸上皮細胞に吸収されない．

4 栄養素の消化吸収率に関する記述である．正しいものはどれですか．　→ p. 141，p. 142 参照

(1) 見かけの消化吸収率は，真の消化吸収率から内因性排泄量を差し引いて計算したものである．

(2) 同じ食品であれば調理法によって見かけの消化吸収率は影響を受けない．

(3) 内因性排泄量は，食物を摂取しないときや目的とする栄養素をまったく含まない食事を摂取させたときの尿中排泄栄養素量から求める．

(4) 内因性成分とは，生体由来の成分である．

(5) 糞便中に排泄される成分は，すべて食物由来の未消化成分である．

5 腸内環境と難消化性成分についての記述である．正しいものはどれですか．　→ p. 135，p. 136 参照

(1) プロバイオティクスには，ビフィズス菌や乳酸菌などがある．

(2) 難消化性糖質は 1 g あたり約 4 kcal のエネルギーを産生する．

(3) 大腸内では長鎖脂肪酸がエネルギー源として利用されることが知られている．

(4) 有用菌の栄養源となって，増殖を促進する成分のことをシンバイオティクスという．

(5) 大腸内では消化酵素の働きによって難消化性成分が分解される．

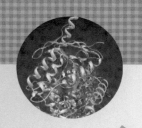

6章

エネルギー代謝

········ CHAPTER GUIDANCE & KEYWORD ········

6章で
学ぶこと

　人間が食物を摂取することにより獲得するエネルギーと，体内で変化し消費される消費エネルギーとの出納をエネルギー代謝といい，エネルギー消費量の測定法には，直接法と間接法があります．

　基礎代謝量とは生命活動に必要な最小限度のエネルギー消費量で，さまざまな要素によって影響を受けます．活動時のエネルギー代謝として安静時代謝量，睡眠時代謝量，食事誘発性熱産生などがあり，活動強度を示す指標として身体活動レベルや動作強度，メッツなどが用いられています．食物が持つエネルギーには物理的燃焼値と生理的燃焼値とがあります．

6章の
キーワード

- [ ] エネルギー代謝　　[ ] 呼吸商　　[ ] 非たんぱく質呼吸商　　[ ] 動作強度
- [ ] 身体活動レベル　　[ ] メッツ　　[ ] 食事誘発性熱産生　　[ ] 基礎代謝量
- [ ] 直接法　　[ ] 間接法

1　エネルギー代謝とは

　食品のエネルギーは，植物が光エネルギーを光合成によって化学エネルギーに変換したものである．私たち人間を含む動物は，植物を食物として摂取してその化学エネルギーを獲得し，体内で糖質，脂質，たんぱく質を酸化・分解しATP（アデノシン三リン酸）を介して消費する．食品から摂取した化学エネルギーは，体内でさまざまな形式のエネルギーに変換して利用されている．すなわち，変換された熱エネルギーは体温の保持に，電気エネルギーは神経の情報伝達に，機械エネルギーは筋肉運動に，また一部の化学エネルギーはからだ成分の合成に利用される（図6.1）.

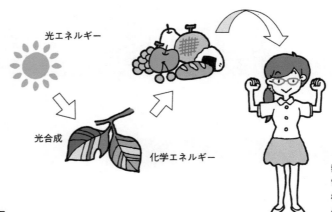

図 6.1　エネルギーの変換と利用

　私たち人間が食物を摂取することにより獲得するエネルギーと，体内で変化し消費される消費エネルギーとの出納が，エネルギー代謝である．摂取エネルギーが消費エネルギーより多くなりすぎると，過剰なエネルギーは体脂肪として蓄積されるため肥満になり，反対に摂取エネルギーが消費エネルギーより少なすぎるとやせを引き起こす．

2　エネルギーの単位を覚えよう

　1 気圧で 1 g の水を 1 ℃上昇させるのに必要なエネルギーを 1 カロリー（cal）という．この cal は栄養学で用いられるエネルギーの単位である．国際規約ではエネルギーの単位としてジュール（J）が定められており，1 J は 1 ニュートンの大きさの力が，力の方向に物体を 1 m 動かすときに必要なエネルギー量である．

　日本食品標準成分表では，kcal と kJ の両方が併記されている．1 kcal ＝ 4.184 kJ，1 kJ ＝ 0.239 kcal である．

3　栄養素 1 g あたりのエネルギーを考えよう

　エネルギーには，食物が持っているエネルギーと，ヒトのからだの中で栄養素が燃焼して得られるエネルギーとがある．

（1）物理的燃焼値

　食品を完全燃焼させたときに発生するエネルギー量の値である．ボンベ

（ボンブ）カロリーメーター（熱量計）を用いて測定する．

（2）生理的燃焼値

摂取した食物が，からだの中で利用されるときのエネルギー量である．糖質と脂質は，ふつう体内で完全に酸化されて二酸化炭素と水になるが，たんぱく質は，ボンベカロリーメーター内なら燃焼可能な分解産物（クレアチニン，クレアチン，尿素など）が，体内では未分解のまま尿中に排泄される．したがって，物理的燃焼値と生理的燃焼値とは異なる値となる．1885 年にルブナーは各栄養素 1 g あたりの生理的燃焼値を糖質 4.1 kcal，脂質 9.3 kcal，たんぱく質 4.1 kcal と定めた（ルブナー係数）．

摂取した食品のすべてが体内で利用されるわけではなく，吸収された分がエネルギーとして利用されるため，消化吸収率を考慮する必要がある．1889 年にアトウォーターは，アメリカ人の平均的な日常食を考慮して消化吸収率を糖質 97%，脂質 95%，たんぱく質 92% とし，ルブナー係数を補正し，また 1 けたの単純な値として糖質 1 g あたり 4 kcal，たんぱく質は 1 g あたり 4 kcal，脂質は 1 g あたり 9 kcal とした（アトウォーター係数）．

アトウォーター係数はアメリカ人の食事構成をもとにしたもので，日本の食品構成とは異なる．また，それぞれの食品によって消化吸収率は異なるので，アトウォーター係数は食品のエネルギー量のおおよその値を求める場合には良いが，正確とは言えない．「日本食品標準成分表 2020 年版（八訂）」では，アトウォーター係数による算出から「組成成分ごとの換算数」に変更になり，実際に摂取利用されるエネルギー値により近づける取り組みがなされている．

4 エネルギー消費量の求め方

エネルギー消費量を推定するため，いくつかの方法が利用されている．エネルギー消費量の測定方法は，直接法と間接法とに分けられる．

（1）直接法

消費されたエネルギーは熱となって放散されるため，その熱量を直接測定する方法である．直接法では，代謝チャンバーと呼ばれる外気との熱の交流を遮断した密閉した部屋に人が入り，身体から発散する熱量を，部屋を循環する水の温度上昇から直接測定する．代謝チャンバー内で人は自由に身動きがとれるため，24 時間以上という長時間でも測定が可能である．しかし代謝チャンバーは非常に高額な装置であるため，日本にもまだ数台

ワンポイント

物理的燃焼値と生理的燃焼値の比較

(kcal/g)

栄養素	物理的燃焼値	生理的燃焼値（アトウォーター係数）
糖質	4.10	4
脂質	9.45	9
たんぱく質	5.65	4

ワンポイント

組成成分ごとの換算数

「日本食品標準成分表 2020 年版（八訂）」では，これまで食品ごとにアトウォーター係数などの種々のエネルギー換算係数を乗じて算出していたエネルギーについて，組成成分（アミノ酸組成によるたんぱく質，脂肪酸のトリアシルグリセロール当量で表した脂質，利用可能炭水化物などの組成に基づく成分）の値にエネルギー換算係数を乗じて算出する方法が導入され，エネルギー値の科学的推計の改善が図られている．

しかない.

(2) 間接法

　間接法とは，酸素摂取量，二酸化炭素産生量，および尿中窒素排泄量からエネルギー消費量を推定する方法である．体内で食物からエネルギーを生み出すときには，食物から摂り込んだ栄養素が酸素と反応し，二酸化炭素を産生する．また，尿中の窒素はたんぱく質の体内代謝によって生じるため，二酸化炭素（CO_2）の量，酸素（O_2）の量，尿中窒素排泄量の三つを分析することで，エネルギー消費量を間接的に測ることができる．間接法は，直接法と比べて簡単に実施でき，直接法による測定と非常に近い．エネルギー源となった栄養素が何であるかという評価も可能であるため，しっかりとした呼気分析を行うことができれば，非常に正確で有用な方法である.

① ダグラスバッグ法

　ダグラスバッグとは呼気採集のための袋のことである（図6.2）．被験者は，このダグラスバッグにつながっている呼吸マスクをつけてダグラスバッグを背負いながら，さまざまな日常動作を行い，一定時間内に呼気をダグラスバッグ中に回収する．その呼気のガス分析を行い，CO_2 量と O_2 量を測定する．同時に，被験者の一定時間内の尿を採取して，尿中に排泄された窒素（N）量を測定する.

　CO_2 量，O_2 量，尿中窒素排泄量から，体内で燃焼した糖質，脂質，たんぱく質の量が求められ，一定時間内に消費したエネルギー量を間接的に計算することができる.

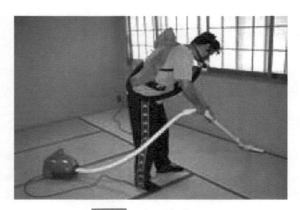

図6.2　**ダグラスバッグ**

http://www.linkdediet.org/hn/modules/pico/
index.php?content_id=501
写真提供：（独）国立健康・栄養研究所

② 二重標識水法（DLW法）

二重標識水法とは，水の構成成分である水素と酸素の安定同位体（^2H，^{18}O）を使った測定方法である．たいていの水素は分子量が1，酸素は分子量16であるが，通常私たちが摂取している水にも，分子量が2の水素や，17と18の酸素が微量だが含まれている．これらの安定同位体は，中性子数が異なるだけで，安定な状態にあって，かたちを変えることがない．

二重標識水法では，安定同位体である分子量が2の水素と分子量が18の酸素を通常の水より多く含む水（二重標識水）を被験者が飲み，尿中に排泄された水分を分析して尿中の安定同位体比の変化を測定する．水素は水にのみ代謝され，酸素は水と二酸化炭素に代謝されることから，体内での^2Hと^{18}Oとの反応の違いから二酸化炭素産生量を計算し，二酸化炭素1Lあたりのエネルギー必要量からエネルギー消費量を求める（図6.3）．被験者の行動に制約がないため，日常生活におけるエネルギー消費量が正確に測定できるが，二重標識水が高価で，測定にも高い技術を要するという欠点もある．

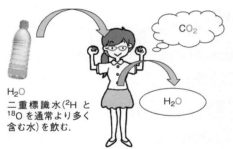

水素原子の同位体
^1H，^2H

酸素原子の同位体
^{16}O，^{17}O，^{18}O

・^{18}O は水として尿や汗中に，また呼気中の二酸化炭素として排出される．
・^2H は水として尿や汗中に排出される．

^2Hと^{18}O の二つの同位体の反応の違いから，二酸化炭素産生量，エネルギー消費量を求める．

図6.3　二重標識水（DLW）法の原理

レベルアップへの豆知識

二重標識水法

現時点では，自由な生活を営みながら一定期間のエネルギー消費量をもっとも正確に測定する方法は二重標識水法である．しかし，この方法による測定は高価であり，特殊な測定技術や機器も必要であるため，広く用いることはできない．そのため，エネルギー必要量を推定するために，食事アセスメントによって得られるエネルギー摂取量を用いる方法と，身長・体重などから推定式を用いて推定する方法が用いられている．
「日本人の食事摂取基準（2020年版）」では，食事アセスメントから得られるエネルギー摂取量を用いず，総エネルギー消費量の推定値から推定エネルギー必要量を求めた．
成人（妊婦，授乳婦を除く）の推定エネルギー必要量算出式
推定エネルギー必要量＝基礎代謝基準値（kcal/kg 体重/日）×参照体重（kg）×身体活動レベル

③ ヒューマンカロリーメーター

ダグラスバッグ法のようにマスクを装着した状態では，長時間の動作をしながらのエネルギー代謝の測定は難しい．そこで最近では，代謝チャンバー（ヒューマンカロリーメーター）が開発され，国内では数か所に設置されている（図6.4）．

ヒューマンカロリーメーターは，室内の酸素，二酸化炭素，室内からのガスの流量および尿中窒素排泄量を経時的に測定することによって，エネルギー代謝を測定することができる．長期間にわたり，室内におけるさまざまな身体活動や運動中のエネルギー代謝を測定することが可能である．

エネルギー代謝

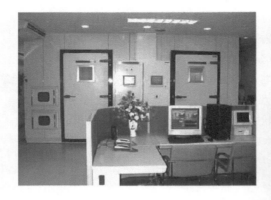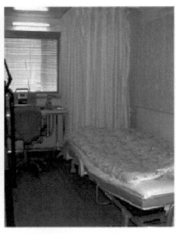

図6.4　ヒューマンカロリーメーター
http://www.nih.go.jp/eiken/chosa/juuten_energy.html
写真提供：国立健康・栄養研究所

5　基礎代謝量とは

　基礎代謝量とは，人間が生命維持のために必要な，覚醒時（目覚めている状態）の最小限の代謝量である．

(1) 基礎代謝量の測定条件

・測定前日の夕食から 12 ～ 16 時間が経過し，完全に食物が消化・吸収された状態．
・早朝空腹時．
・快適な温度条件（暑くもなく，寒くもない状態．通常 20 ～ 25 ℃）．
・覚醒した（睡眠していない）状態．
・仰臥（あお向けに寝ている）状態．

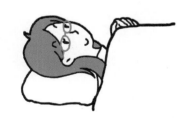

　以上の条件で測定する．

(2) 基礎代謝量の算出方法

　基礎代謝量を直接測定ではなく，推定式を用いて算出する試みがいくつかある．数多くの報告に基づいて，体重 1 kg あたりの基礎代謝量の代表値が求められ，これを基礎代謝基準値と呼んでいる．この基礎代謝基準値は，参照体位において推定値と実測値が一致するように決定されているため，基準から大きく外れた体位では推定誤差が大きくなる．日本人の場合，基礎代謝基準値を用いると，基礎代謝量を肥満者では過大評価，やせの場合は過小評価する（表6.1）．

性別	男性			女性		
年齢	基礎代謝基準値 （kcal/kg 体重/日）	参照体重 （kg）	基礎代謝量 （kcal/日）	基礎代謝基準値 （kcal/kg 体重/日）	参照体重 （kg）	基礎代謝量 （kcal/日）
1〜2（歳）	61.0	11.5	700	59.7	11.0	660
3〜5（歳）	54.8	16.5	900	52.2	16.1	840
6〜7（歳）	44.3	22.2	980	41.9	21.9	920
8〜9（歳）	40.8	28.0	1140	38.3	27.4	1050
10〜11（歳）	37.4	35.6	1330	34.8	36.3	1260
12〜14（歳）	31.0	49.0	1520	29.6	47.5	1410
15〜17（歳）	27.0	59.7	1610	25.3	51.9	1310
18〜29（歳）	23.7	64.5	1530	22.1	50.3	1110
30〜49（歳）	22.5	68.1	1530	21.9	53.0	1160
50〜64（歳）	21.8	68.0	1480	20.7	53.8	1110
65〜74（歳）	21.6	65.0	1400	20.7	52.1	1080
75以上（歳）	21.5	59.6	1280	20.7	48.8	1010

表6.1 参照体重における基礎代謝量

https://www.mhlw.go.jp/content/10904750/000586556.pdf
「日本人の食事摂取基準（2020年版）」策定検討会報告書，厚生労働省健康局健康課栄養指導室，2020年3月18日．

（3）基礎代謝量に影響する因子

基礎代謝は，下記に示したようなさまざまな要素によって影響を受ける．また，同一の人物でも，日常の身体活動や身体の状況によって基礎代謝量は変動する（表6.2）．

・**体格・身体組成**：基礎代謝は体格によってもっとも大きな影響を受ける．体格を表す指標のうち，体表面積がもっともよく基礎代謝量に比例する．

表6.2 基礎代謝量に影響する因子

因子	基礎代謝量
年齢	1〜2歳頃がピーク，以後加齢にともない減少
性別	女性の方が男性よりも筋肉量が少なく，脂肪組織の割合が大きいため，基礎代謝量は低い
体型	筋肉組織が多い人は脂肪組織が多い人よりも高い 同体重であれば，筋肉質＞肥満者
内分泌（ホルモン）	甲状腺ホルモンは基礎代謝量を高める
環境温度・季節	外気温が高いと基礎代謝量は低下する．冬＞夏
体温	体温が1℃上昇すると，基礎代謝量は約13％上昇する
栄養状態	低栄養状態では低下する
妊娠	妊娠時では高くなる

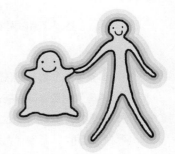

二つの人形の体積は同じ．温めたあと，どちらがさめやすいだろう？
ヒント！熱は体表面積から失われる

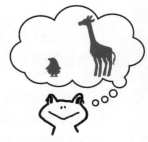

ペンギン体形とキリン体形ですね

これは，体温の放散の大部分が生体の体表面積からのものであるためである．しかし，実際に体表面積を測定するのは困難なので，別の体格の指標として体重が用いられることが多い．

　体の組織には，エネルギー代謝の観点から見て活動性の高い組織（活性組織）がある．活性組織には，骨格筋，内臓器官，骨などが含まれる．活性組織以外の組織（脂肪組織）を，体重から除いた部分を除脂肪組織（LBM）という．基礎代謝量は活性組織量に比例するため，体重から脂肪組織を除いた除脂肪体重と基礎代謝量との相関が高い．

LBM
lean body mass

6章

・**性別**：一般に，男性は女性よりも筋肉などの活性組織の割合が多いため，同年齢の男女の基礎代謝量を比較した場合，女性は男性よりも基礎代謝量（kcal/ 日）が低い．

・**年齢**：基礎代謝量は加齢に伴い減少する．若年者よりも高齢者のほうが基礎代謝量は低くなる．

・**内分泌機能（ホルモン）**：甲状腺ホルモンは基礎代謝を亢進させるため，甲状腺機能亢進症などでは通常時に比べて基礎代謝量が増加する．

・**環境温度・季節**：外気温が低い冬は，気温が高い夏に比べて基礎代謝量が増加する．

・**月経時，妊娠時など**：基礎代謝量が高くなる．

例題

Q　基礎代謝に関する記述である．正しいのはどれですか．

(1) 体重あたりの基礎代謝量は加齢とともに増加する．
(2) 基礎代謝量は除脂肪体重に比例して高くなる．
(3) 一般に，女性よりも男性のほうが基礎代謝量は低い．
(4) 妊娠期には基礎代謝量が低くなる．
(5) やせている人のほうが肥満者よりも基礎代謝量は低い．

A　(2)

(1) ×：体重あたりの基礎代謝量（基礎代謝基準値）は，男女ともに 1 ～ 2 歳がピークで，加齢に伴い低下する．
(2) ○
(3) ×：一般に男性のほうが女性よりも筋肉組織が多いため，男性のほうが基礎代謝量は高い．
(4) ×：妊娠期には基礎代謝量は高くなる．
(5) ×：肥満者のほうが筋肉量が少ないために，基礎代謝量は低くなる．

・体温：体温が1℃上昇すると基礎代謝量は約13%増加するという報告があり，病態による発熱時には通常時よりも基礎代謝量が増加する.

（4）活動時エネルギー代謝量

① 推定エネルギー必要量（EER）

EER
estimated energy requirement

推定エネルギー必要量は，エネルギー出納（成人の場合，エネルギー摂取量－エネルギー消費量）が0となる確率がもっとも高くなると推定される，習慣的な1日あたりのエネルギー摂取量をいう．基礎代謝量に身体活動レベルを乗じて算出される.

> 推定エネルギー必要量（kcal/ 日）＝基礎代謝量（kcal/ 日）×身体活動レベル

② 安静時代謝量

安静時代謝とは，覚醒安静座位状態で測定されるエネルギー代謝である．座っている状態では，横になっている状態よりも骨格筋が緊張している分や，食事誘発性熱産生の影響を受ける分，エネルギー代謝量が大きくなり，安静時代謝量は基礎代謝量よりも約10〜20%高くなる.

③ 睡眠時代謝量

睡眠時のエネルギー消費量のことである．睡眠時は覚醒しているとき（基礎代謝量の測定時）と比べてエネルギー消費量が若干減少すると推定されていたが，ヒューマンカロリーメーターで測定した結果，睡眠時代謝量は基礎代謝量とほぼ同じとされている.

④ 食事誘発性熱産生（DIT）

DIT
diet-induced thermogenesis

食事を摂取すると安静にしていてもエネルギー代謝量が増加し，これを食事誘発性熱産生といい，消化や吸収などによる交感神経系の活性化によるものと考えられている．食事誘発性熱産生は栄養素の種類で異なり，たんぱく質がもっとも大きく約30%，次に糖質で約6%，脂質で約4%となっており，日本人の食事では平均して1日の消費エネルギーの約10%とされる.

（5）活動強度を表す指標

① 動作強度（Af）

Af
activity factor

動作強度とは，エネルギー消費量を示す場合に使われる活動強度の指標で，ある活動による消費エネルギー量が基礎代謝の何倍になるか倍数で表したものである.

② 身体活動レベル（PAL）

PAL
physical activity level

身体活動レベルとは，日常生活の平均的な活動の強度を表す指標で，1

日の総エネルギー消費量が基礎代謝量の何倍になるかを示している．PAL
は，日常生活の内容や職種の違いによって「Ⅰ（低い：1.40～1.60）」，「Ⅱ
（ふつう：1.60～1.90）」，「Ⅲ（高い：1.90～2.20）」の3段階に分類され
る．また，PAL は個々の活動の動作強度の指数，推定エネルギー必要量の
算出のためにも使われる．

③ メッツ（METs）

　メッツとは，身体活動の強度を表す単位で，運動強度の単位でもある．
身体活動時のエネルギー消費量が安静時の何倍に相当するかで表す．座っ
て安静にしている状態を1メッツとする．表6.3に生活強度のメッツ表を
示す．

（6）呼吸商と非たんぱく質呼吸商

　呼吸商（RQ）とは，エネルギーとなる栄養素（糖質，脂質，たんぱく
質）が燃焼するときに消費する酸素の量に対して，生成する二酸化炭素の
量の割合のことである．栄養素によって異なる値を示し，糖質は1.0，脂
質は0.707，たんぱく質は0.801である．

　RQを求めるには，CO_2 の排出量を O_2 消費量で割る．

$$RQ = CO_2 \text{の排出量} \div O_2 \text{消費量}$$

　たんぱく質は体内で完全燃焼されず，代謝産物のほとんどは尿中に尿中
窒素として排出される．尿中の総窒素排泄量が測定できると，窒素量から
燃焼したたんぱく質の量と，たんぱく質が燃焼したときに消費された酸素
の量，排出された二酸化炭素の量を求めることができる．窒素1gは
6.25gのたんぱく質燃焼に相当し，このとき酸素消費量は5.92L，二酸化炭
素排出量は4.75Lとなる．

　糖質，脂質が燃焼したことによって排出された二酸化炭素の量と，消費
した酸素の量から求めた呼吸商を非たんぱく質呼吸商（NPRQ）という．
非たんぱく質呼吸商は，糖質のみが燃焼した場合は1.0，脂質のみが燃焼
した場合は0.707である．糖質と脂質の燃焼割合によって非たんぱく質呼
吸商は0.707～1.0の値をとり，表を用いて体内で消費した糖質と脂質の
燃焼割合と，1Lの酸素に対する発生熱量を求めることができる．

表6.3　生活活動のメッツ表

メッツ	3メッツ以上の生活活動の例
3.0	普通歩行（平地，67 m/分，犬を連れて），電動アシスト付き自転車に乗る，家財道具の片付け，子どもの世話（立位），台所の手伝い，大工仕事，梱包，ギター演奏（立位）
3.3	カーペット掃き，フロア掃き，掃除機，電気関係の仕事：配線工事，身体の動きを伴うスポーツ観戦
3.5	歩行（平地，75〜85 m/分，ほどほどの速さ，散歩など），楽に自転車に乗る（8.9 km/時），階段を下りる，軽い荷物運び，車の荷物の積み下ろし，荷づくり，モップがけ，床磨き，風呂掃除，庭の草むしり，子どもと遊ぶ（歩く/走る，中強度），車椅子を押す，釣り（全般），スクーター（原付）・オートバイの運転
4.0	自転車に乗る（≒16 km/時未満，通勤），階段を上る（ゆっくり），動物と遊ぶ（歩く/走る，中強度），高齢者や障がい者の介護（身支度，風呂，ベッドの乗り降り），屋根の雪下ろし
4.3	やや速歩（平地，やや速めに＝93 m/分），苗木の植栽，農作業（家畜に餌を与える）
4.5	耕作，家の修繕
5.0	かなり速歩（平地，速く＝107 m/分），動物と遊ぶ（歩く/走る，活発に）
5.5	シャベルで土や泥をすくう
5.8	子どもと遊ぶ（歩く/走る，活発に），家具・家財道具の移動・運搬
6.0	スコップで雪かきをする
7.8	農作業（干し草をまとめる，納屋の掃除）
8.0	運搬（重い荷物）
8.3	荷物を上の階へ運ぶ
8.8	階段を上る（速く）

メッツ	3メッツ未満の生活活動の例
1.8	立位（会話，電話，読書），皿洗い
2.0	ゆっくりした歩行（平地，非常に遅い＝53 m/分未満，散歩または家の中），料理や食材の準備（立位，座位），洗濯，子どもを抱えながら立つ，洗車・ワックスがけ
2.2	子どもと遊ぶ（座位，軽度）
2.3	ガーデニング（コンテナを使用する），動物の世話，ピアノの演奏
2.5	植物への水やり，子どもの世話，仕立て作業
2.8	ゆっくりした歩行（平地，遅い＝53 m/分），子ども・動物と遊ぶ（立位，軽度）

厚生労働科学研究費補助金（循環器疾患・糖尿病等生活習慣病対策総合研究事業）．

「健康づくりのための運動基準2006　改定のためのシステマティックレビュー」（研究代表者：宮地元彦）．

エネルギー代謝

p. 150 〜 155 参照←
問題を解き，エネルギー代謝について，しっかり理解しておこう

1 エネルギー代謝に関する記述である．正しいものはどれですか．
(1) ゆっくりとした歩行や家事などの生活活動のメッツ（METs）は 2.0 である．
(2) メッツ（METs）は身体の活動が基礎代謝量の何倍に相当するかを表す単位である．
(3) 食事誘発性熱産生は，活動時のエネルギー消費量からは除外して考える．
(4) 外気温が高い夏の方が，気温の低い冬よりも基礎代謝量が高くなる．
(5) 燃焼する脂質の割合が増えるほど，非たんぱく質呼吸商の値は高値となる．

p. 147 〜 155 参照←

2 エネルギー代謝に関する記述である．正しいものはどれですか．
(1) メッツ（METs）は身体の活動が睡眠時代謝量の何倍に相当するかを表す単位である．
(2) 動作強度（Af）は，エネルギー消費量を安静時代謝量の倍数で示したものである．
(3) 食事誘発性熱産生は，食物の消化・吸収・代謝による交感神経系の活性化に伴って起こる．
(4) 生体の酸素摂取量と二酸化炭素産生量からエネルギー消費量を推定する方法を，直接測定法という．
(5) 日本人の平均的な食事の場合，呼吸商は約 1.0 とされている．

p. 147 〜 155 参照←

3 エネルギー代謝に関する記述である．正しいものはどれですか．
(1) 推定エネルギー必要量（EER）に，食事誘発性熱産生は含まれている．
(2) 動作強度（Af）は，身体活動時の全エネルギー量を基礎代謝量の倍数で表したものである．
(3) 身体活動レベルは（PAL），1 日のエネルギー消費量を 1 日の安静時代謝量で除した値である．
(4) 睡眠時代謝量は基礎代謝量の約 80％とされている．
(5) 「健康づくりのための運動指針」では，運動の強度を示す尺度として RMR が用いられている．

RMR
relative metabolic rate，エネルギー代謝率．

p. 146 〜 155 参照←

4 エネルギー代謝に関する記述である．正しいものはどれですか．
(1) 栄養素の物理的燃焼値と生理的燃焼値は同じ値を示す．
(2) 二重標識水法は，エネルギー消費量測定法の直接法の一つである．
(3) 糖質の呼吸商は脂質の呼吸商より大きい．
(4) アトウォーター係数は消化吸収率を考慮していない．
(5) 尿中窒素排泄量は脂質の燃焼量を反映する．

p. 147 〜 155 参照←

5 エネルギー代謝に関する記述である．誤っているものはどれですか．
(1) メッツ（METs）は，身体活動時の全エネルギー消費量を安静時代謝量の倍数として表したものである．
(2) 基礎代謝量は，早朝空腹時に，仰臥安静・覚醒状態で，快適な室温で測

定したものである.

（3）食事誘発性熱産生は平均して1日の消費エネルギーの約10％とされる.

（4）ヒューマンカロリーメーターによるエネルギー消費量測定は間接法である.

（5）呼吸商は，呼吸により消費した酸素の量を発生した二酸化炭素の量で割った値である.

参 考 書

【1章】

「国民衛生の動向 2019/2020 年版」，厚生の指標・増刊，66，第 9 号（通巻 1036 号），厚生労働統計協会（2019）．

「WHO 憲章の健康定義が改正に至らなかった経緯」，臼田　寛，玉城英彦，日本公衆衛生学会誌，47，第 12 号，1013（2000）．

「胃がん発がんと酸化ストレス」，癌と化学療法，35，第 9 号，1451（2008）．

『栄養学の歴史』，島薗順雄，朝倉書店（1989）．

「がん対策推進基本計画」，厚生労働省〔平成 29（2017）年 10 月〕．

【2章】

〈栄養学の歴史を扱った専門書〉

『栄養学の歴史』，島薗順雄，朝倉書店（1989）．

『栄養学の歴史』，ウォルター・グラッドザー，水上茂樹 訳，講談社（2008）．

〈栄養学の歴史を扱った総説〉

K. J. Carpenter, A Short Histroy of Nutritional Science: Part 1（1785–1885），*J. Nutr.*, 133, 638（2003）.

K. J. Carpenter, A Short Histroy of Nutritional Science: Part 2（1885–1912），*J. Nutr.*, 133, 975（2003）.

K. J. Carpenter, Early Ideas on the Nutritional Significance of Lipids, *J. Nutr.*, 128, 423S（1998）.

K. J. Carpenter, A. E. Harper, and R. E. Olson, Experiments that changed nutritional thinking, *J. Nutr.*, 127, 1017S（1997）.

G. Nuki, P. A. Simkin, A concise history of gout and hyperuricemia and their treatment, *Arthritis Research & Therapy*, Vol. 8, Suppl. 1 S1（doi: 10. 1186/ar1096）（2006）　http://arthritis-research.com/content/8/S1/S1

「ビタミン C の発見と新展開」，村田　晃，ビタミン，73，第 2 号，95（1999）．

「栄養素としてのセレンと発見の歴史」，木村美恵子，ビタミン，76，第 1 号，3（2002）．

〈その他〉

『養生訓：現代文』，貝原益軒，森下雅之 訳，原書房（2002）．

「高木兼寛とビタミン」，松田　誠，東京慈恵会医科大学雑誌，119，177（2004）．

『写真で見る海軍食糧史』，藤田昌雄，光人社（2007）．

『金属は人体になぜ必要か：なければ困る銅・クロム・モリブデン』，桜井　弘，講談社ブルーバックス（2009）．

「特集：新しいシンドローム X　マルチプルリスクファクターの重要性」，*BIO Clinica*，15，北隆館（2000）．

『メタボリック症候群と栄養』，横越英彦 編著，幸書房（2007）．

M. D. Marcus, J. E. Wildes, Obesity: Is it a mental disorder? *Int J. Eat. Disorders*, 42, 739（2009）.

『乱造される心の病』，クリストファー・レーン，寺西のぶ子 訳，河出書房新社（2009）．

『食からみた日本史：完本』，高木和男，芽ばえ社（1997）．

『摂食障害：食べない，食べられない，食べたら止まらない』，切池信夫，医学書院（2000）．

『乙女心と拒食症：やせは心の安全地帯』，鈴木眞里，インターメディカル（1999）．

『まんが黄帝内経―中国古代の養生奇書―』，張　惠悌 編著，医道の日本社（1995）．

【3章】

『栄養の基本がわかる図解事典』，中村丁次 監，成美堂出版（2020）．

『日本人の食事摂取基準（2020 年版）』，伊藤貞嘉・佐々木　敏 監，第一出版（2020）．

『栄養成分の事典：「図解」オールカラー（新版）』，則岡孝子 監，新星出版社（2010）．

『ビタミン＆ミネラルバイブル』，辻村　卓 監，女子栄養大学出版局（2000）．

『油の正しい選び方・摂り方：最新油脂と健康の科学』，奥山治美・國枝英子・市川裕子，農文協（2008）．

『栄養学』, 武田英二 監, 医学芸術社 (2007).

『タンパク質・アミノ酸の新栄養学』, 岸 恭一・木戸康博 編, 講談社サイエンティフィク (2007).

「タンパク質・アミノ酸の必要量」, WHO/FAO/UNU 合同専門協議会報告, 日本アミノ酸学会翻訳小委員会 訳, 医歯薬出版 (2009).

『最新栄養学：専門領域の最新情報 (第 10 版)』, J. W. Erdman, Jr., S. H. Zeisel, I. A. Macdonald 編, 木村修一, 古野純典 翻訳監修, 建帛社 (2014).

『ヒューマン・ニュートリション：基礎・食事・臨床 (第 10 版)』, J. S. Garrow, W. P. T. James, A. Ralph 編, 細谷憲政ほか日本語版監修, 医歯薬出版 (2004).

『香川靖雄教授の やさしい栄養学 (第 2 版)』, 香川靖雄, 女子栄養大学出版局 (2010).

『分子栄養学』, 金本龍平 編, 〈エキスパート管理栄養士養成シリーズ〉, 化学同人 (2005).

『基礎栄養学 (改訂版)』, 林 淳三 編著, 〈N ブックス〉, 建帛社 (2010).

『代謝栄養学』, 横越英彦 編著, 〈ネオエスカ〉, 同文書院 (2005).

『基礎栄養学 (第 4 版)』, 灘本知憲・仲佐輝子 編, 〈新食品・栄養科学シリーズ〉, 化学同人 (2015).

【4章】

『食物繊維：基礎と応用 (第 3 版)』, 日本食物繊維学会 監, 日本食物繊維学会編集委員会 編, 第一出版 (2008).

『新版 水と生活：水の生活科学 (改訂新版)』, 藤田四三雄, 園 欣彌 共著, 槇書店 (2001).

【5章】

『エッセンシャル基礎栄養学』, 中屋 豊, 宮本賢一 編著, 医歯薬出版 (2005).

『基礎栄養学 改訂第 2 版』, 奥 恒行・柴田克己 編, 独立行政法人国立健康・栄養研究所 監, 〈健康・栄養科学シリーズ〉, 南江堂 (2005).

参考書

用語解説

アシドーシス
血液の pH が低くなった，酸性側に傾いた状態．

アデノシン三リン酸（ATP）
エネルギーを供給する化合物．ATP は結合しているリン酸を 1 個はずして ADP（アデノシン二リン酸）となるときに，エネルギーを放出する．

アトウォーター係数
栄養素 1 g あたりのエネルギー換算係数．

アミノ酸スコア
たんぱく質の栄養価を評価する方法．1973 年と 1985 年のアミノ酸評点パターンを基準とする．2007 年には WHO/FAO/UNU によって，すべての年齢層と生理的状況について，たんぱく質とアミノ酸の必要量が見直された．

アミノ酸の補足効果
たんぱく質の制限アミノ酸を適切な割合で加えることにより，たんぱく質の栄養価が向上すること．

アミノ酸プール
血液や肝臓，細胞では新しく生成されたたんぱく質と古い，または体たんぱく質が分解されたたんぱく質が存在する．これらアミノ酸全体のこと．

アルカローシス
血液の pH が高くなった，アルカリ性側に傾いた状態．

安定同位体
同位体とは，原子番号（陽子数）が同じで，質量数（陽子と中性子の数の和）が異なる物質のことである．同位体には放射能を発して中性子を放つ不安定な放射性同位体と，常に安定な安定同位体とがある．安定同位体は崩壊を起こさず，存在量がほとんど変わらない．放射能もないため人体にとって無害である．

陰陽五行
東洋医学の基本となる思想．古代中国で考えられた．現実に存在する万物はすべて陰または陽の相を帯びているとする．

化学的評価法
食品たんぱく質中の必須アミノ酸の割合を化学的に分析し，アミノ酸評点パターンと比較して評価する方法．

グリセミックインデックス（GI，血糖指数）
食品摂取後の血糖上昇能の指標．

クワシオコール
たんぱく質摂取不足や，栄養価の低いたんぱく質に偏った食生活により起こる栄養失調症．

結合組織
器官や組織の間のすき間を満たす組織．

高カロリー輸液
手術などによって，一定の期間，栄養を口から摂取（経口摂取）できない場合に，糖，アミノ酸，脂質，ビタミン，ミネラルなどが配合されている輸液を静脈内に投与して補給するのが，高カロリー輸液である．中心静脈から点滴によって投与される．

五大栄養素
糖質，脂質，たんぱく質，ビタミン，無機質（ミネラル）．栄養素に準じる働きを持つものとして食物繊維があげられる．

克山病
中国で発見された風土病．セレン欠乏による栄養障害．

骨粗鬆症
細胞内外や血中のカルシウム濃度が低い状態が続くと，骨中のカルシウムが血中に送られ，多孔性の骨となり，もろくなる．

酸塩基平衡
生体内の水素イオン濃度が厳密に調節されているしくみ．

三大栄養素
エネルギー源となる栄養素，糖質，脂質，たんぱく質．

自己触媒作用
反応で生成した物質そのものが，触媒としてさらに反応を触媒することをいう．

脂肪エネルギー比率
1 日あたりの総摂取エネルギー量のうち，脂肪が占める割合．

従属栄養生物
自身では必要な物質をつくることができないため，独立栄養生物が合成したものを利用しないと生きていくことができない生命体．たとえば動物など．

少糖（オリゴ糖）類
2 個以上 10 個程度の単糖が結合した糖類．マルトース，スクロース，ラクトースがある．

小胞
細胞内にある袋状の構造のこと．物質を膜に包んで細胞中に貯蔵したり，細胞の内外に物質を輸送するために用いられる．

神経伝達物質
神経細胞（ニューロン）の興奮または抑制を他の神経細胞に伝達する化学物質．神経細胞内のシナプス小胞から細胞外に放出され，隣の神経細胞に情報を伝える．セロトニンのほかに，アセチルコリン，ノルアドレナリン，ドーパミンなども神経伝達物質の一種である．

生物学的評価法
実験動物にたんぱく質を摂取させて，たんぱく質が体内にとどまった量を求める方法．たんぱく質効率比，正味たんぱく質効率，生物価，正味たんぱく質利用率などが

用いられる.

前駆体
物質の代謝において，ある物質が反応により別の物質へと代謝される場合に，別の物質が生成する前段階の物質を，前駆体という.

代謝水
糖質，たんぱく質，脂質が体内で酸化されたときに生じる水分.

大腸憩室症
大腸の腸管壁の一部が外側に突出した状態になること.

多糖類
多数の単糖類が結合した糖類. デンプン，グリコーゲンなどがある.

単糖類
糖類の最小単位. グルコース，フルクトース，ガラクトースがある.

たんぱく質の節約作用
糖質や脂質からのエネルギー摂取量が十分なら，たんぱく質の必要量が少なくなること.

中性脂肪（トリアシルグリセロール）
グリセロールに脂肪酸が3個結合したもの.

鉄欠乏性貧血
体内の鉄の不足により，ヘモグロビンの合成量が少なくなるため全身に酸素をゆきわたらせることができなくなる. 疲れやすい，めまい，頭痛，動機，息切れなどが起こりやすくなる.

糖新生
体内でグルコースが枯渇した場合，糖以外の化合物（たとえば，アラニン，セリン，グルタミン酸，アスパラギン酸などのアミノ酸）から糖がつくられること. おもに肝臓で起こる.

独立栄養生物
太陽エネルギーを利用して自身で生きるために必要な物質をつくることができる生命体. 植物，光合成細菌など.

乳糖不耐症
ラクトース消化酵素の分泌が少なく，牛乳を飲むと消化不良を起こす症状.

必須脂肪酸
体内でつくり出すことができないので，食品から必ず摂取しなければならない脂肪酸. リノレン酸，α-リノレン酸，アラキドン酸などがある.

不可欠（必須）アミノ酸
体内で合成できないか，合成できる量がきわめて少ないため，必ず食品から摂取しなければならないアミノ酸. ヒスチジン，イソロイシン，ロイシン，リシン，メチオニン，フェニルアラニン，トレオニン，トリプトファン，バリンの9種である.

不感蒸泄
肺からの呼気や皮膚からの蒸発により失われる水分.

不飽和脂肪酸
分子内に二重結合をもつ脂肪酸. 二重結合が少ないほど融点が高くなる.

プロ酵素
膵液中のたんぱく質分解酵素は，膵臓から分泌される段階では不活性型のプロ酵素である. トリプシンはトリプシノーゲンとして分泌され，十二指腸に分泌されてから初めて腸粘膜上皮細胞から分泌される酵素エンテロキナーゼによって活性化されて，トリプシンとなる. トリプシンはさらにトリプシノーゲンを自己触媒的（自己触媒作用. 図 5.5 参照）に活性化すると同時に，他の膵液中の不活性型たんぱく質分解酵素を活性化する.

プロトロンビン
血液凝固因子の一種で，血漿中に存在する. プロトロンビンは肝臓でビタミンKによって生合成され，さらにカルシウムイオンなどの作用を受けて活性型のトロンビンとなる. トロンビンは，フィブリノーゲンという物質をフィブリンに変える作用があり，生成されたフィブリンには血液を凝固させる働きがある.

ヘモグロビン A1c
ヘモグロビンに血糖が結合したもの. 糖化ヘモグロビンともいう. 濃度が糖尿病診断の指標となる.

補因子
酵素が働くために必要な，たんぱく質以外の化学物質の総称. 酵素と結合することで酵素は酵素活性を発揮できる. 補因子は，たんぱく質と弱く結合する補酵素（コエンザイム）と，常時たんぱく質と強く結合している補欠分子族とに分類される.

飽和脂肪酸
分子内に二重結合を持たない脂肪酸.

補酵素
酵素に結合し，酵素が作用を発揮するのを助ける物質のこと. 酵素のみ，あるいは補酵素のみでは酵素作用は発揮されず，酵素に補酵素が結合して初めて酵素作用が発揮される.

マラスムス
たんぱく質とエネルギーの摂取がどちらも不足した栄養障害.

誘導体
ある化合物の一部を，他の原子や官能基で置き換えて構造中の一部分が変化してできた化合物のこと.

溶血
何らかの原因により赤血球の膜が破れ，赤血球中のヘモグロビンが赤血球の外に流出する現象.

養生訓
貝原益軒が江戸時代に表した書.

四大元素・四体液説
ヒポクラテスによる. 自然界の構成元素は火，水，空気，土の四大元素であるとし，からだを構成するものとして，血液，粘液，黄胆汁，黒胆汁を四体液と考えた

索　引

著者紹介

杉山　英子（すぎやま　えいこ）

長野県立大学 健康発達学部 食健康学科 教授
博士（医学）
担当箇所　第1章，第2章，編集

小長谷　紀子（こながや　のりこ）

安田女子大学 家政学部 管理栄養学科 准教授
担当箇所　第3章（第1節，第2節），第4章

里井　恵子（さとい　けいこ）

日本女子大学 家政学部通信教育課程 非常勤講師
日本女子大学 学術研究員
博士（医学）
担当箇所　第3章（第3節），第5章，第6章

〈はじめて学ぶ〉健康・栄養系教科書シリーズ❺　**基礎栄養学　第3版**
食生活と健康について考えるための基礎

第1版　第1刷　2010年11月30日	著　　者　　杉山　英子
第2版　第1刷　2016年 4月10日	小長谷　紀子
第3版　第1刷　2021年 2月20日	里井　恵子
第4刷　2024年 3月 1日	発　行　者　　曽根　良介

発　行　所　　㈱化学同人

〒600-8074　京都市下京区仏光寺通柳馬場西入ル
編集部　TEL 075-352-3711　FAX 075-352-0371
営業部　TEL 075-352-3373　FAX 075-351-8301
振　替　01010-7-5702
e-mail　webmaster@kagakudojin.co.jp
URL　https://www.kagakudojin.co.jp

印刷・製本　　（株）ウイル・コーポレーション

検印廃止